Bauch, Beine, Po

Schnell in Form

Bauch, Beine, Po

Schnell in Form

EXTRA: Pilates-Schnellprogramm

Sammelband mit Beiträgen von Thorsten Tschirner, Margit Rüdiger, Christin Kuhnert und Petra Regelin

Weltbild

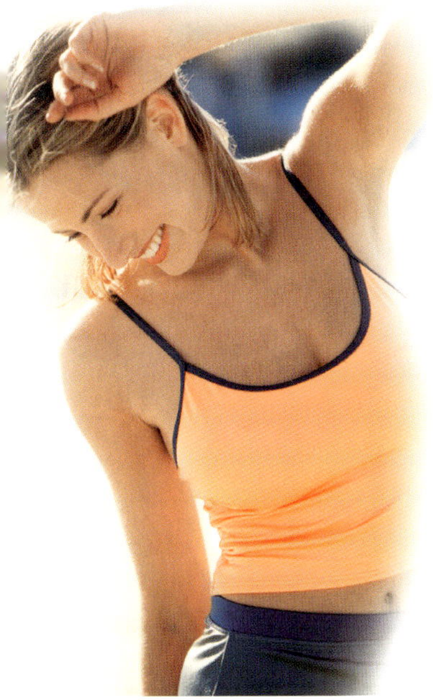

Inhalt

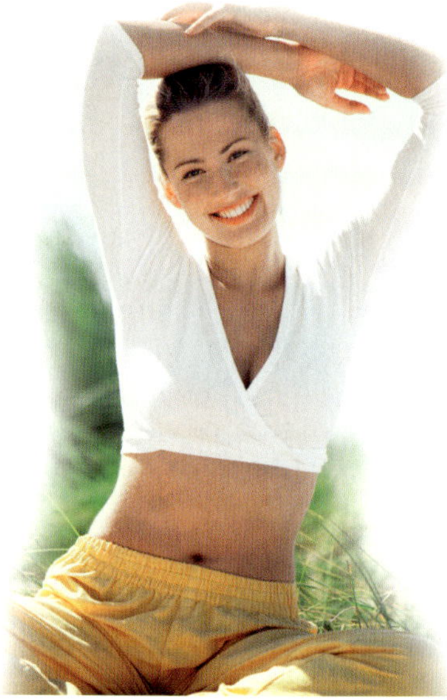

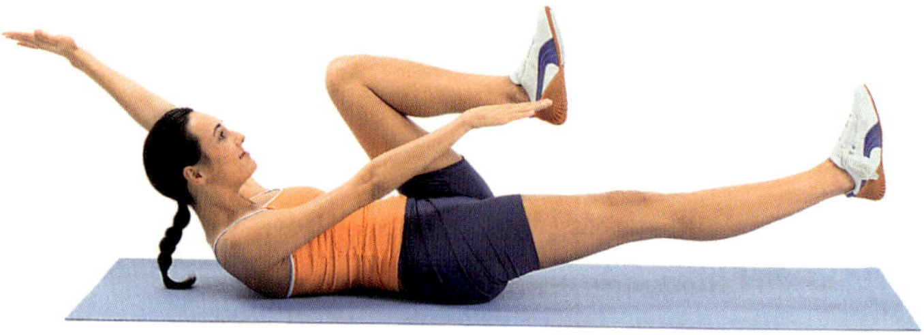

Extra: Pilates Schnellprogramm

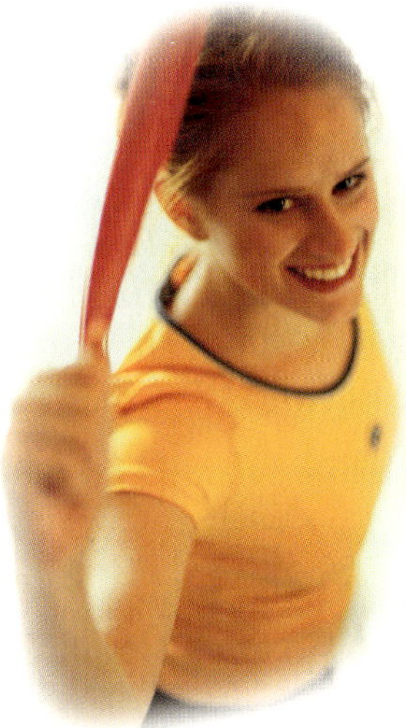

Let's start!

Die Pilates-Klassiker

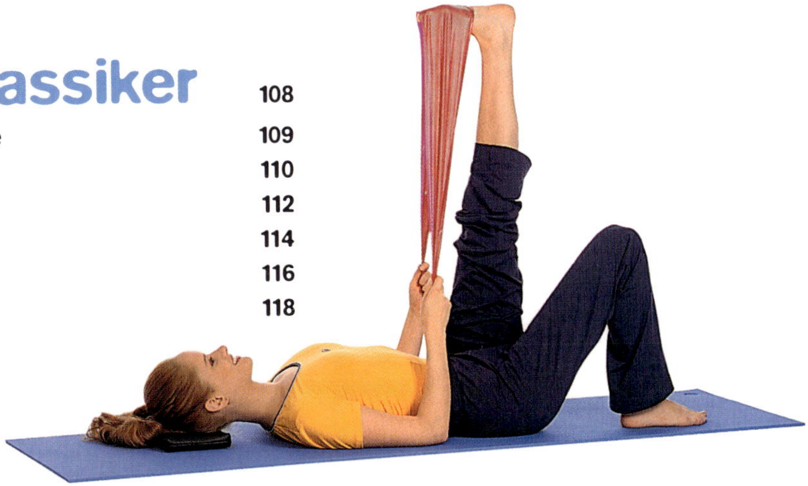

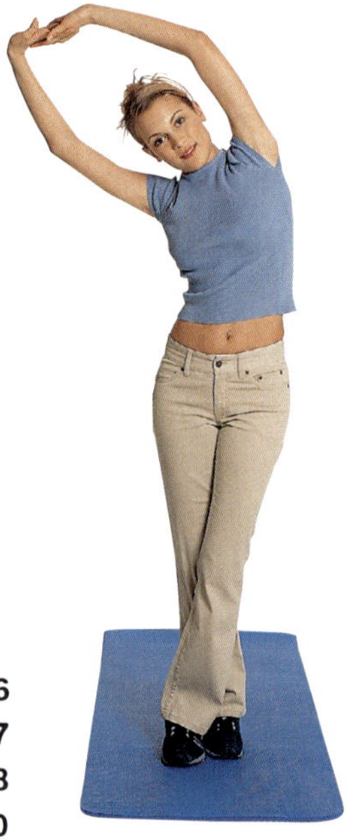

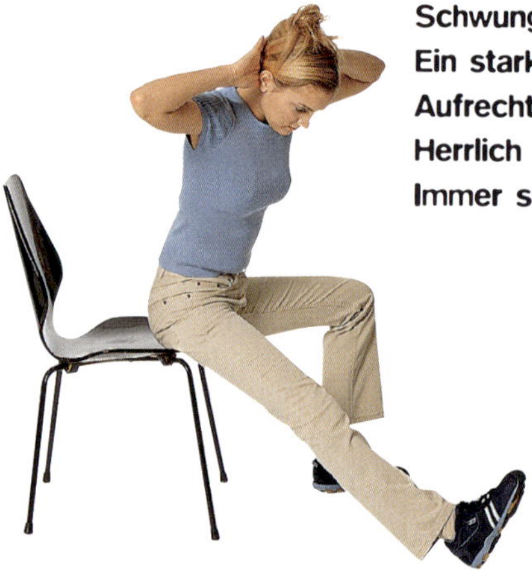

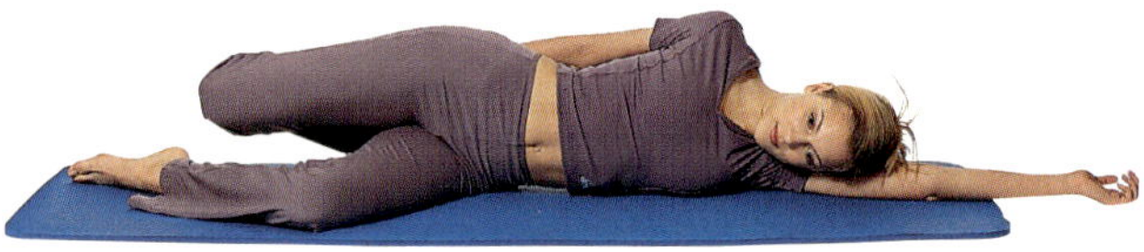

Bodystyling – sanft und effektiv

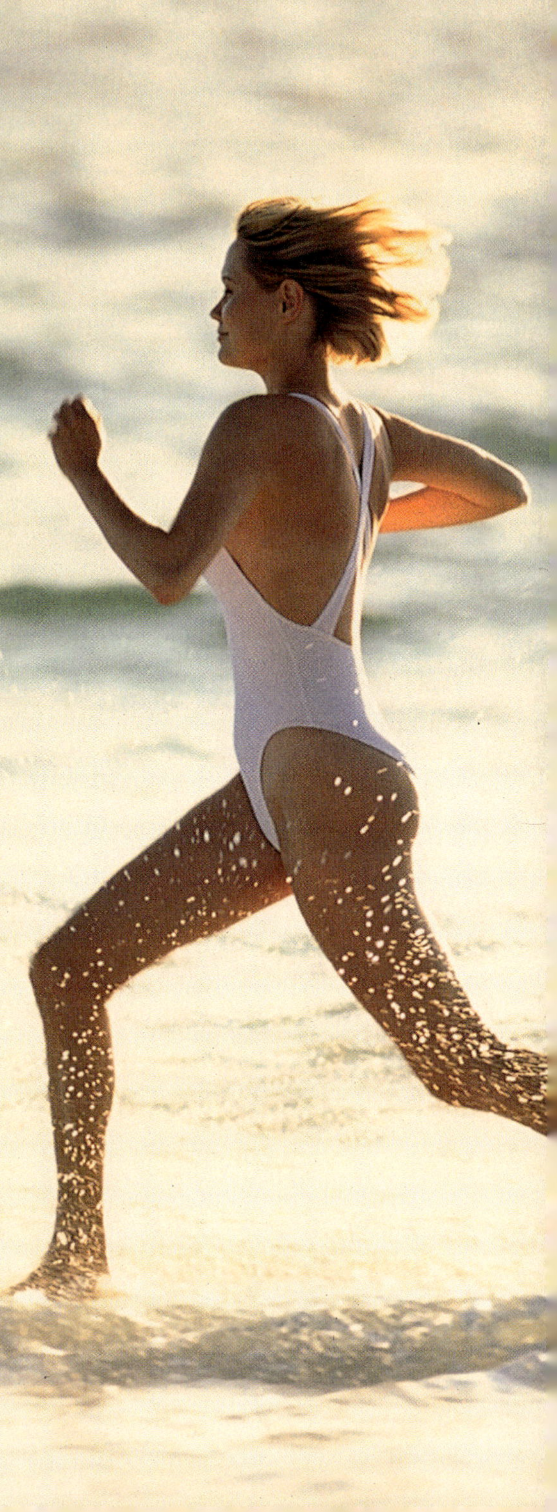

Wer hat schon den idealen Body? Vor allem die berühmten »Problemzonen« machen Frauen zu schaffen. Doch die Suche nach dem idealen Bodytraining gestaltet sich nicht immer einfach: Fitnessstudios erinnern manchmal eher an Folterkammern, denn an Fitness- oder gar Wellnessoasen. Powertrainingsprogramme für BBP & Co. schießen meist über das Ziel hinaus. Und die Lust auf klassische (Problemzonen)Gymnastik hält sich ebenfalls in Grenzen. Sie jedoch wünschen sich ein Trainings- und Workoutprogramm, mit dem Sie Bauch, Beine, Arme, Po und Busen effektiv formen können. Und eine gezielte Fatburner-Gymnastik, die die ungeliebten Pölsterchen schmelzen lässt und das Gewebe rundum strafft. – Na dann los!

Wir zeigen Ihnen, wie Sie mit relativ geringem Aufwand viel erreichen können. Mit unseren Übungen bringen Sie sich ganz schnell in Topform: Die Muskeln entwickeln sich, Ihr Körper wird straffer, nimmt Haltung an und bekommt sexy Konturen. Maßgeschneiderte Programme und Fitnesstipps – von BBP über Pilates bis hin zu Stretching – zeigen Ihnen außerdem, wie Sie Ihren Stoffwechsel ankurbeln, die Fettzellen schrumpfen und den Gute-Laune-Pegel kontinuierlich steigen lassen! Und der Spaßfaktor kommt dabei keinesfalls zu kurz – garantiert!

Schnell top in Form

Kleiner Aufwand – große Wirkung

Keine Zeit für Fitness? Diese Ausrede zählt nicht mehr. Schon zehn Minuten tägliches Body-Workout strafft Bauch, Beine und Po. Das Richtige zu essen, verstärkt die Wirkung. Für den »letzten Schliff« gibt's dann gezielte Fatburner-Übungen.

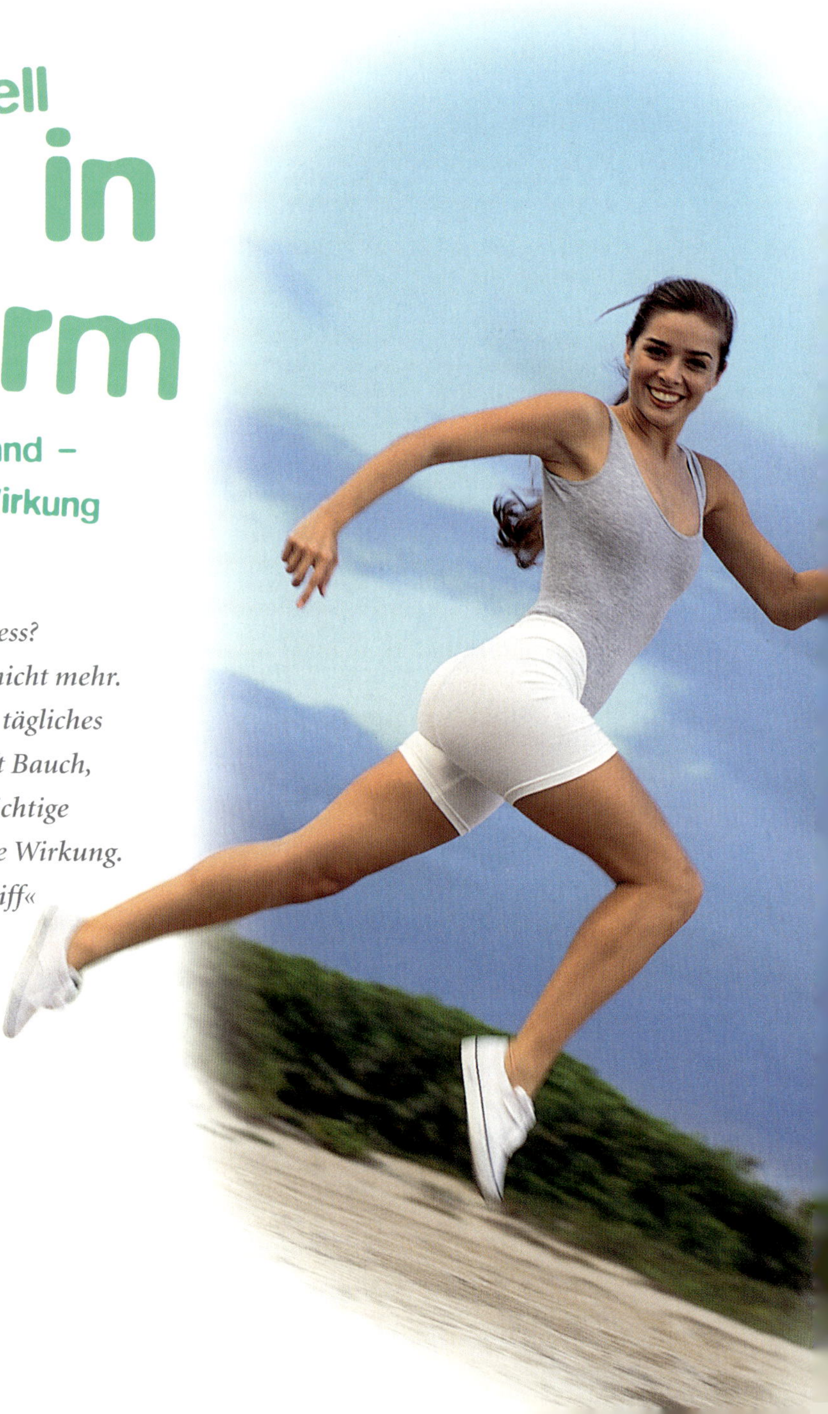

Straff & fest

sieht jede Figur gleich besser aus

Jeder kennt es: Die Lieblingsjeans zwickt. Wir mustern Bauch, Beine, Po vor dem Spiegel. Immer sind es diese Stellen, die wir zu ausladend, zu rund, zu üppig und zu weich finden. Die Waage gibt uns dann den Rest …

Mit dem richtigen Fatburning-Programm und einem kritischen Blick auf die Ernährung gehen Sie Ihren Problemzonen an den Speck. Aber bloß nicht übertreiben! Etwas weibliche Rundung darf ja sein – nur straff und knackig soll sie werden.

Mäßig, aber regelmäßig

Kein schlauchender Intensivsport ist nötig, sondern gezielte Übungen für bestimmte Muskelgruppen. Mit dem gesteigerten Energieverbrauch wird genau an den richtigen Stellen Fett abgebaut; die Muskelarbeit trägt zur Festigung des Bindegewebes und zur Glättung der Haut bei.

Aber: Lieber regelmäßig kurz trainieren als selten exzessiv. Muskeln mögen's eher langsam. Täglich zehn Minuten reichen zwar, um Fettpolster in Muskeln umzuwandeln. Die Silhouette zu verändern, erfordert etwas mehr Zeit und Geduld.

info:

MUSKELPROTZ, NEIN DANKE!

Durch Training dicke Muskelpakete zu bekommen, müssen Sie nicht befürchten. Das ist schon biologisch kaum möglich, weil Frauen das Hormon fehlt, das Muskeln aufplustert. Mit Dehnübungen streckt man die gerade gekräftigte Partie ordentlich durch. Das zieht den Muskel in die Länge und durchblutet ihn optimal. Der Body wird straff und durchtrainiert, aber nicht muskulös.

Wann, wo, womit üben?

- Die Tageszeit spielt keine Rolle – Hauptsache, Sie tun's!
- Lieber zu Hause für sich zu üben oder aber sich vom Sportsgeist der anderen im Fitnessstudio (Seite 74) anstecken zu lassen, ist eine Typ- und nicht zuletzt auch eine Preisfrage. Für die Wirksamkeit der Übungen spielt es keine Rolle. Viel wichtiger ist es, diese so zu kombinieren, dass jede Muskelgruppe ausreichend gefordert wird.
- Um Abwechslung ins tägliche Training zu bringen, können Sie verschiedene Fitmacher in Ihr tägliches Programm einbauen. Kleine Gewichte und Aerobic-Manschetten um die Fußgelenke intensivieren die Übungen.
- Vielseitig anwendbar sind Rubberbänder, die zusammengeknotet werden, oder so genannte Tubings, Gummischläuche mit Griffen an den Enden. Man arbeitet jeweils gegen den Widerstand des Materials (Seite 54).

Kilo runter, Laune rauf

Richtig ernährt schlank und fit

Das Falsche zu essen, ist ein sicherer Weg zum Figurproblem. Hat der Körper zudem wenig Bewegung, baut er Muskeln ab und lagert erst recht Fett ein. Darunter leidet nicht nur die Figur, sondern auch die gute Laune. Der Kampf gegen die Pfunde beginnt. Immer neue Diäten sind oft der Einstieg in eine »dicke Karriere«. Schuld daran ist der Jo-Jo-Effekt. Während der Hungerkur schaltet der Organismus auf Sparflamme. Nach der Diät bunkert er Vorräte für weitere »Dürreperioden«. Mit dem Resultat, dass die Fettzellen praller gefüllt sind denn je. Schlank wird und bleibt man nur durch eine gesunde, ausgewogene Ernährung.
Und was heißt das? Von allem etwas essen und von keinem zu viel.

Fett macht fett

Das oberste Gebot für eine schlanke Linie lautet: Mit Fett, Zucker und Weißmehlprodukten sparen!
Wer pro Tag nur 10 g Fett einspart (= 1 Essl. Butter), verliert übers Jahr 4,7 kg an Gewicht. Auf maximal 80 g pro Tag sollte man den Dickmacher reduzieren. Inklusive der versteckten Fette in Wurst, Käse, Fleisch, Schokolade, Torten, Sahnesaucen …
Dabei ist gerade die Kombination aus Fett und so genannten »leeren« Kohlenhydraten wie raffinierter Zucker eine teuflische Figurfalle. Die Zuckermoleküle lassen den Insulinspiegel im Blut rapide ansteigen. Dieses Hormon wiederum steuert eine vermehrte Fetteinlagerung, wenn zu viel Kohlenhydrate gegessen werden.

Gut gegessen ist halb gewonnen

Schlank mit Ballaststoffen

Als echte Schlankmacher wirken Ballaststoffe. Dafür

info:

CHECKEN SIE IHR IDEALGEWICHT NACH DEM BODY-MASS-INDEX

So errechnen Sie, ob Sie Übergewicht haben:

$$\text{BMI} = \frac{\text{Körpergewicht in kg}}{\text{Körpergröße in Meter} \times \text{Körpergröße in Meter}}$$

Wenn Sie zum Beispiel 1,70 Meter groß sind und 65 Kilo wiegen, sieht die Rechnung so aus: 65 : (1,7 x 1,7) = 22,5

BMI unter 19 = Untergewicht
BMI 19 bis 25 = Normalgewicht
BMI 25 bis 30 = leichtes Übergewicht
BMI über 31 = starkes Übergewicht

stehen sie viel zu selten auf dem Speiseplan. Weil sie die Verdauung aktivieren, kommen sie der Figur zugute, da der Bauch schön flach bleibt. Außerdem machen Ballaststoffe schneller und länger satt. Reichlich enthalten sind sie in Vollkornbrot, Rohkost und Hülsenfrüchten.

Kohlenhydrate sind Energiebündel

Früher waren sie als Dickmacher verpönt. Stimmt aber nicht. Kohlenhydrate sind Fitmacher, weil sie die Muskeln mit der nötigen Energie versorgen.
Für eine gesunde Ernährung sind speziell Reis, Nudeln, Kartoffeln, Hülsenfrüchte, Vollkornbrot, Obst und Gemüse zu empfehlen. Sie enthalten langkettige Kohlenhydrate – im Gegensatz zu den einkettigen im Zucker gehen sie langsam, aber kontinuierlich ins Blut. Das hält den Blutzuckerspiegel konstant, der Körper bleibt länger fit und satt.

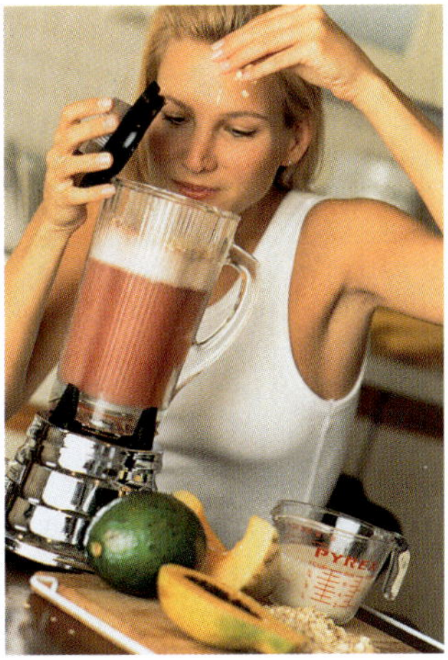
Abwechslung ist die Devise – beim Essen wie beim Body-Workout. Dann macht's Spaß.

Eiweiß gibt Muskeln Power

Für alle menschlichen Zellen ist Eiweiß (Protein) der Grundbaustoff. Auch für die Muskeln ist es unentbehrlich. Essen Sie statt Fleisch lieber mehr pflanzliche Proteine in Getreideprodukten, Hülsenfrüchten, Kartoffeln. Ei und Milchprodukte sind ebenfalls wertvolle Eiweißlieferanten.

Vitamine und Mineralien liefern Zündstoff

Durch Vitamine kommt der Stoffwechsel auf Trab. Die 13 wichtigsten sind vorwiegend in Obst und Gemüse enthalten. Als Zellschützer gelten die Vitamine C, E und Betacarotin, weil sie freie Radikale abfangen (Moleküle, die Zellen schädigen können).
Für die Figur spielt neben den Mineralien Magnesium, Jod, Chrom und Selen das Vitamin C die Hauptrolle, da es die Fettverbrennung ankurbelt. Viel Vitamin C enthalten zum Beispiel Schwarze Johannisbeere, Kiwi, Papaya, Zitrusfrüchte, Paprika.

Move Your Body

Andere Essgewohnheiten können zwar Kilos schwinden lassen. Aber schneller und gesünder geht es, wenn Sie zusätzlich Sport treiben. Durch die Bewegung werden mehr Kalorien verbraucht und der Stoffwechsel kommt in Schwung. Das bedeutet: Auch wenn Sie gerade nicht sporteln, ist der Kalorienverbrauch, der so genannte Energieumsatz, erhöht. Das Idealgewicht rückt näher.

Fit in 10 Minuten

Kurzprogramm für Eilige

Wieder mal im Totalstress? Häufig auf Reisen? Da bleibt oft einfach nicht genug Zeit oder Ruhe für ein ausgiebiges Training. Kein Problem. Mit unserem Schnell-fit-Programm schaffen Sie es in nur zehn Minuten, Ihre Problemzonen zu mobilisieren (Seite 10). Führen Sie die Übungen sorgfältig und konzentriert durch. Sie werden sehen, der kleine Aufwand lohnt sich!

tipp:

DER RICHTIGE MOMENT

Wenn Sie den richtigen Trainingszeitpunkt herausfinden, dann werden die Übungen leichter zur Routine. Energie-Kick am Morgen oder Stressabbau am Feierabend – was brauchen Sie?

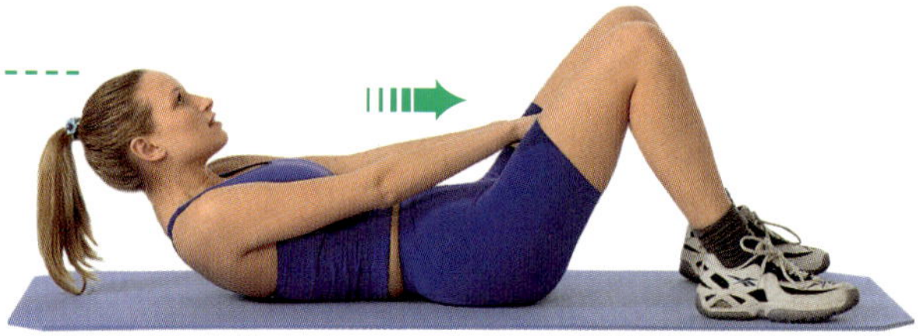

3 Minuten Bauch

Gerade Bauchmuskulatur

- Sie liegen auf dem Rücken, die Beine sind rechtwinklig aufgestellt. Blick nach oben.
- Führen Sie die ausgestreckten Arme nach vorn zwischen den Beinen durch – so weit, dass die Schultern dabei vom Boden abheben. Ziehen Sie die Bauchmuskeln fest zusammen, kurz halten. Beim Aufrichten ausatmen.

⏱ 10 Wiederholungen, dann erst die Schultern am Boden ablegen. Pause.

Schräge Bauchmuskulatur

- Der Übungsablauf bleibt genau gleich. Nur dass Sie diesmal beide Arme nicht zwischen den Beinen, sondern seitlich daran vorbei nach vorn führen, während sich die Bauchmuskeln fest anspannen.

⏱ 10-mal zur linken Seite. Dann Schultern ablegen, kurz ausruhen.

⏱ Zur rechten Seite ebenfalls 10 Wiederholungen.

Bei allen Übungen ist es wichtig, dass Sie das richtige Timing haben (Seite 16).

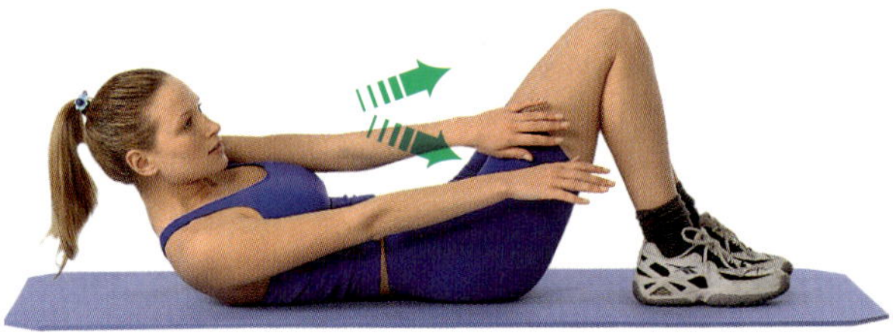

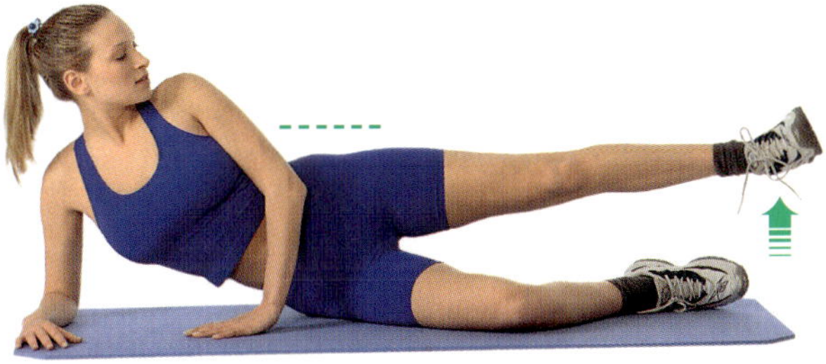

6 Minuten Beine

Äußerer Oberschenkel

● Legen Sie sich auf die Seite. Das untere Bein nach hinten anwinkeln. Auf dem entsprechenden Unterarm seitlich aufstützen. Mit dem anderen Arm stützen Sie sich mit der Handfläche quer vor dem Körper ab.

● Das obere, gestreckte Bein langsam heben und senken. Dabei nie ganz ablegen. Das Knie durchgestreckt lassen.

◷ 3-mal 10 Wiederholungen mit kurzer Pause.

Innerer Oberschenkel

● Seitenlage und Armhaltung beibehalten. Strecken Sie diesmal das untere Bein aus. Das obere Bein stellen Sie davor auf, in Höhe des anderen Oberschenkels.

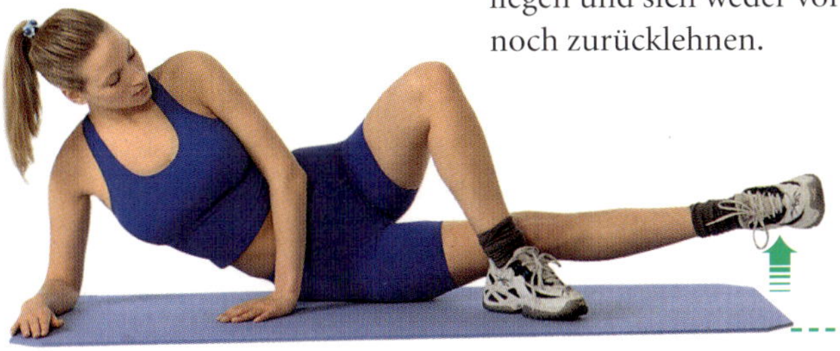

● Das untere Bein gestreckt heben und senken. Wichtig: Wirklich ganz auf der Seite liegen und sich weder vor- noch zurücklehnen.

◷ 3-mal 10 Wiederholungen, anschließend ausruhen. Dann machen Sie beide Übungen zur anderen Seite.

1 Minute Po

● Legen Sie sich wieder auf den Rücken. Beide Beine anwinkeln. Verschärfte Version: Nur die Fersen aufsetzen.

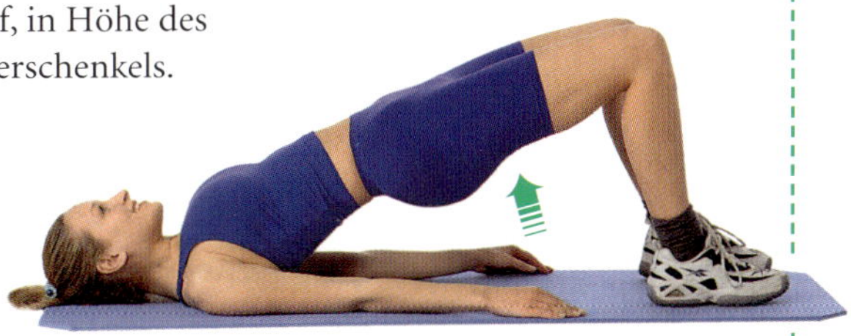

● Das Becken anheben, bis Sie die Anspannung in der Po-Muskulatur deutlich spüren. Einige Sekunden halten, dann den Po langsam bis kurz vor den Boden senken. Wieder anspannen und heben, senken.

◷ 3-mal 10 Wiederholungen.

Der flache Bauch

Kein Problem, wenn man seine Bauchmuskeln im Griff hat

Wer will ihn nicht, den sanft modellierten Bikinibauch?! Die Körpermitte ist zum Gradmesser unserer Fitness geworden. Kein Wunder, sie ist das deutlichste Zeichen für sportliche Topform. Anlass also genug, sich um die eigene Körpermitte zu kümmern. Der Bauch ist ein dankbarer Trainingspartner. Mit unseren Fitnesstipps bringen Sie Ihre Taille bis zu nächsten Nabelschau garantiert in shape. – Es lohnt sich!

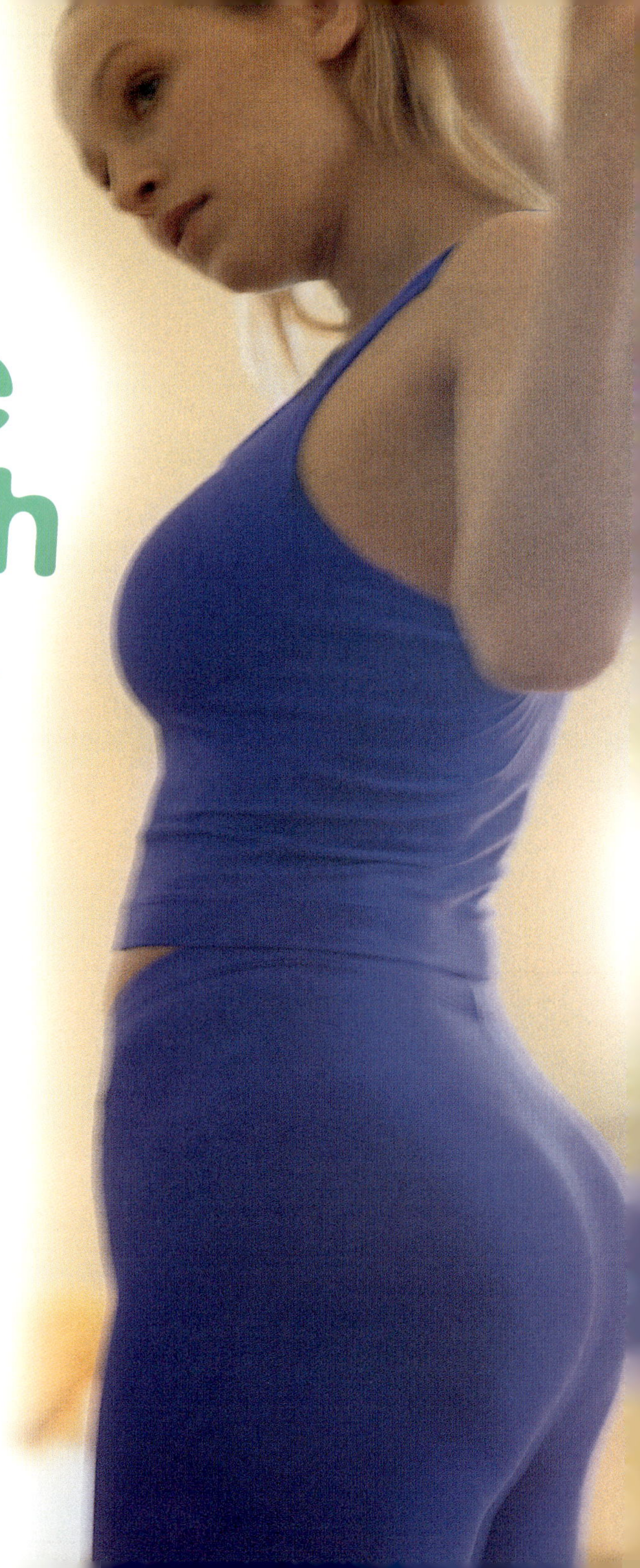

Fit für bauchfrei und Bikini

Das »Waschbrett« muss es nicht sein, das übrigens auch nur wenige junge Männer unter dem Hemd tragen. Aber ein flacher Bauch mit leicht sichtbarem Muskelansatz wirkt auch bei Frauen sehr anziehend.

So geht's

Mit Diät allein bekommt man ihn nicht. Muskelnstählen ist angesagt.

Ausdauer punktet

Täglich zehn Minuten Bauchtraining genügen. Für einen sichtbaren Erfolg kommt es vor allem auf die Ausdauer an. Die Bauchmuskeln zählen zu den »phasischen« Muskeln, die sich schnell auf-, aber auch wieder abbauen, wenn man sich auf die faule Haut legt. Da Muskeln generell erst nach etwa zwölf Wochen intensiver Belastung voll aufgebaut sind, macht es wenig Sinn, sich nach zwei Monaten harten Trainings auf seinem Erfolg auszuruhen. Übertrainieren können Sie diesen Körperbereich nicht.

Drei Muskelgruppen

Der gerade Bauchmuskel verbindet Ober- und Unterkörper. Die beiden schräg verlaufenden Muskeln machen Rotation und Seitenbewegungen am Oberkörper möglich. Den tief liegenden Muskel spüren wir hauptsächlich beim Atmen und Husten. Einzeln trainiert wird er nicht.

Gut für die Haltung

Kräftige Bauchmuskeln bieten übrigens auch gesundheitlichen Vorteil: Zusammen mit den Gesäßmuskeln richten sie das Becken auf und verhindern Haltungsfehler. Bei schwach entwickelten Bauchmuskeln kommt es häufiger zu Verspannungen und Rückenschmerzen.

info:

TRAININGSTYPEN

Knochenbau und Fettverteilung sind erblich. Diese Grundstruktur lässt sich nicht ändern, aber man kann das Beste draus machen. Setzen Sie sich also ein realistisches Ziel, und trainieren Sie Ihrem Körpertyp entsprechend.

- Typ 1 »Athletisch«: Breite Schultern, schmale Hüften, langer Oberkörper. Muskulöser Körperbau mit wenig Körperfett, der schnell an Muskulatur zunimmt. Optimal: 3-mal Ausdauer, 2-mal Gymnastik pro Woche.
- Typ 2 »Leptosom«: Schmalgliedrig mit zierlichen Gelenken. Wenig Körperfett, aber auch wenig Muskelmasse. Muskeln schwer aufzubauen. Problemzonen deshalb gezielt 3-mal wöchentlich trainieren.
- Typ 3 »Pyknisch«: Breiter, kräftiger Knochenbau. Häufig vermehrtes Körperfett. Nimmt schnell zu, während sich Muskeln langsam aufbauen. Häufiges Muskeltraining wichtig, am Bauch täglich.

Gerade
Bauchmuskulatur

Nun bringen wir die Muskeln auf Vordermann, die den Bauch straff halten.
Eine der wichtigsten Übungen ist der so genannte Crunch. Er ist die Basis für viele weitere Übungen. Doch was so einfach aussieht, will gelernt sein. Denn je exakter Sie die Bewegung ausführen, desto deutlicher und schneller kommt der Erfolg.

Darauf sollten Sie achten

➤ Versuchen Sie nicht, bei der Aufwärtsbewegung mit den Armen Schwung zu holen.
➤ Spannen Sie die Bauchmuskulatur an, indem Sie die unteren Rippen langsam dem Beckenknochen annähern.
➤ Halten Sie den unteren Rücken stets am Boden, um die Lendenwirbelsäule zu entlasten.
➤ Halten Sie Ihren Kopf in der natürlichen Verlängerung der Wirbelsäule. Wenn Sie eine Faust zwischen Kinn und Hals schieben können, befinden Sie sich in der richtigen Position.
➤ Und: Trainieren Sie mit Lust – auch das steigert den Trainingserfolg.

Basics

Kleine Bewegung – großer Erfolg

Mit der folgenden Grundübung trimmen Sie Ihre gesamte Bauchmuskulatur.

Crunch – der Klassiker

1. Legen Sie sich mit angewinkelten Beinen bequem auf den Rücken, und drücken Sie die Fersen in den Boden. Dadurch stabilisieren Sie Ihre Position und entlasten die Hüftbeugemuskulatur. Strecken Sie Ihre Arme seitlich am Oberkörper aus.

2. Spannen Sie nun Ihre Bauchmuskulatur an, indem Sie versuchen, die unteren Rippen dem Beckenknochen anzunähern und die Arme in Richtung Waden zu führen. Dadurch bewegen Sie Ihren Oberkörper nach oben-vorn, und Ihre Schulterblätter lösen sich vom Boden.
Achten Sie darauf, dass Ihr Kopf immer den gleichen Abstand zum Körper beibehält!

3. Kurz halten, dann langsam wieder abrollen und erneut aufrichten.

A 12- bis 15-mal, 1 bis 2 Sätze
F 15-mal, 2 bis 4 Sätze

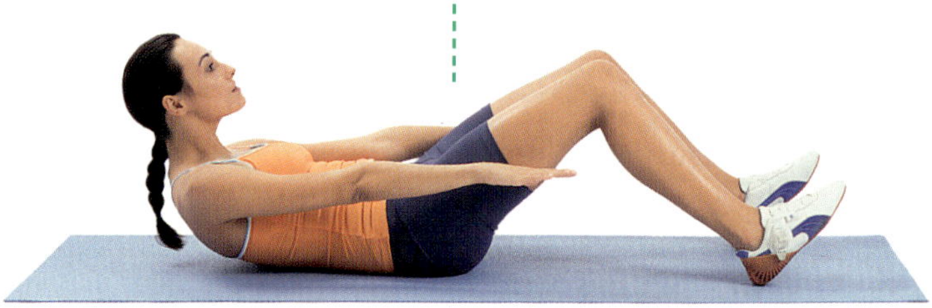

Seilklettern

1. Die Beine sind in der Rückenlage angewinkelt.

2. Stellen Sie sich nun vor, Sie greifen nach einem von der Decke herabhängenden Seil. Beginnen Sie, langsam daran nach oben zu klettern, indem Sie im Wechsel mit einer Hand über die andere greifen.
Klettern Sie so hoch, wie Sie können, ohne jedoch den Rücken ganz aufzurichten. Lassen Sie sich für den Aufstieg 3 bis 4 Sekunden Zeit.

3. Senken Sie dann den Oberkörper wieder ab, um sich anschließend erneut aufzurichten.

A 6- bis 12-mal, 1 bis 2 Sätze
F 12-mal, 2 bis 4 Sätze

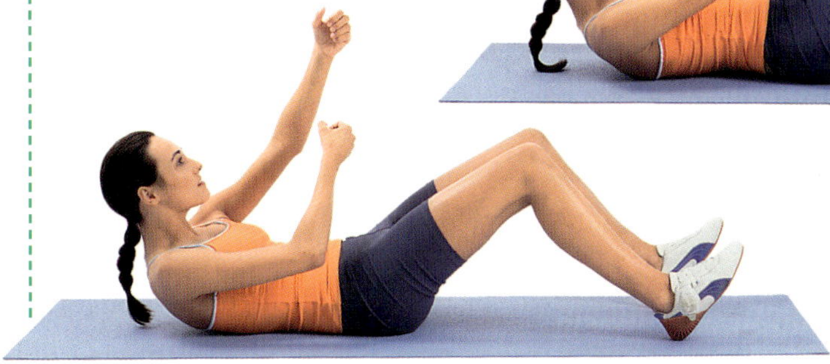

Käfer

1. In der Rückenlage ist Ihr Schultergürtel leicht angehoben, der Bauch bereits etwas angespannt, und die Arme liegen nach hinten ausgestreckt neben dem Kopf.

2. Heben Sie beide Beine etwas vom Boden ab und ziehen Sie das linke Bein gebeugt an den Bauch. Führen Sie gleichzeitig den rechten Arm diagonal zum linken Knie.

3. Ohne Pause wechseln Sie in einer fließenden Bewegung zur anderen Körperseite. Während der langsamen Bewegung berühren weder Kopf noch Schulterblätter oder die Ferse des gestreckten Beines den Boden.

Wichtig: Je flacher Sie die Beine ausstrecken, desto intensiver wirkt die Übung, aber umso höher wird auch das Risiko, ins Hohlkreuz zu geraten. Sollten Sie merken, dass sich der untere Rücken von der Matte löst, heben Sie die Beine weiter an. So sorgen Sie dafür, dass die Lendenwirbelsäule am Boden bleibt. Oder Sie machen einfach eine kleine Pause.

A 15 bis 20 Sekunden, 1 bis 2 Sätze
F 20 Sekunden, 3 bis 4 Sätze

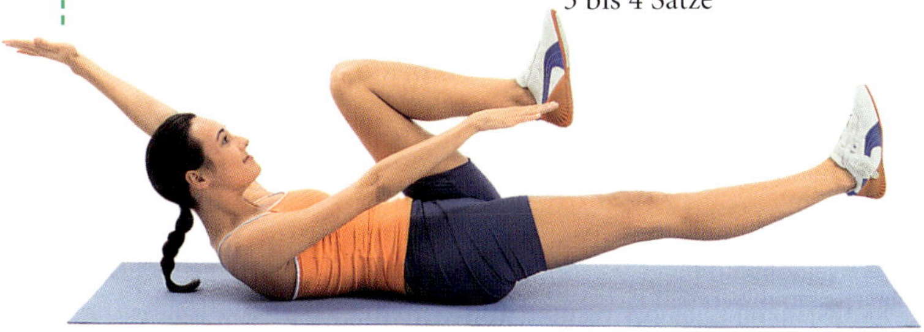

Für Fortgeschrittene

Bauch in Bestform

Mit den vorangegangenen Übungen haben Sie eine tolle Grundlage für neue Herausforderungen geschaffen. Um weitere Fortschritte zu machen, bearbeiten Sie nun Ihre Bauchmuskulatur mit immer neuen Varianten für die unterschiedlichen Muskulatursegmente. Aber auch wenn Sie jetzt stärker gefordert werden: Trainieren Sie stets langsam! Lassen Sie sich pro Wiederholung ruhig acht bis zehn Sekunden Zeit. Je genauer Sie die Übungen ausführen, desto deutlicher und schneller spüren Sie den Erfolg. Wer seine Wiederholungen zu schnell macht, holt sich den Schwung unbemerkt aus der Hüfte, was den Effekt minimiert.

Scheren-Crunch

1. Strecken Sie in der Rückenlage die Arme nach vorn und das linke Bein nach oben aus. Gleichzeitig heben Sie das rechte Bein etwas vom Boden ab.
2. Richten Sie Ihren Oberkörper so weit wie möglich auf, und führen Sie die Arme mit dem Crunch nach vorn.
3. Nach jedem Satz wird die Beinposition gewechselt.
Wichtig: Die Bauchmuskulatur richtet den Oberkörper auf, nicht der Rücken. Konzentrieren Sie sich darauf. Wer's schafft, hält diese Position drei Sekunden lang.

A 8- bis 12-mal, 1 bis 2 Sätze
F 12-mal, 2 bis 3 Sätze

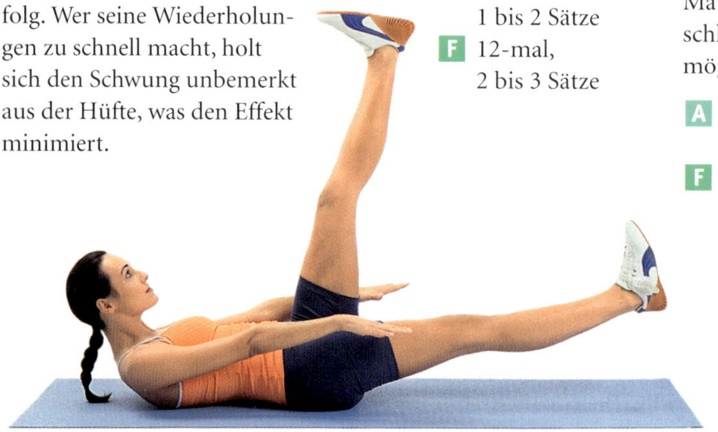

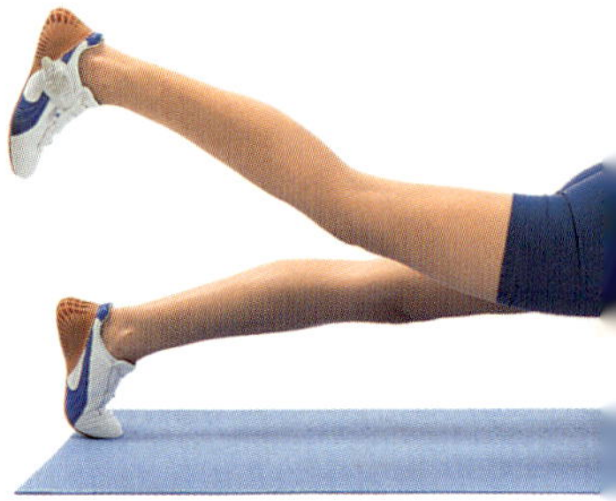

Toe-Touches

1. In der Rückenlage ziehen Sie erst die Knie an und strecken dann die Beine senkrecht nach oben aus. Die Arme ebenfalls.
2. Richten Sie sich nun betont langsam und ohne Schwung in Richtung Ihrer Zehenspitzen auf.
3. Senken Sie dann Ihren Oberkörper ab, bis das untere Ende der Schulterblätter die Matte berührt, um sich anschließend wieder so weit wie möglich aufzurichten.

A 8- bis 12-mal, 1 bis 2 Sätze
F 12-mal, 2 bis 3 Sätze

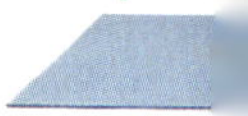

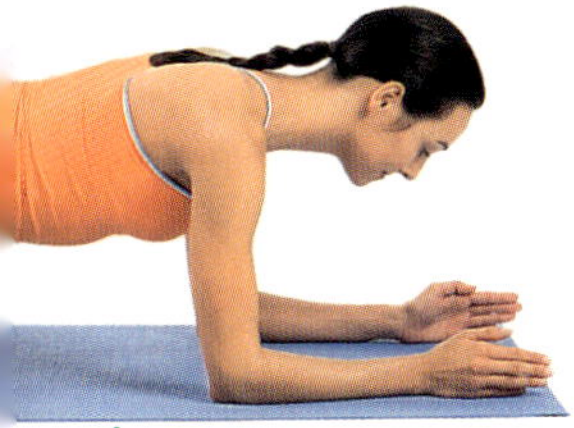

Statischer Power-Liegestütz

Diese anspruchsvolle Übung kräftigt die Bauch- und Rückenmuskulatur und hilft Ihnen in jeder Situation, Haltung zu bewahren – na, wenn das nicht motiviert!

1. In der Bauchlage gehen Sie zunächst in die Unterarmstütze: Die Ellbogen liegen unter den Schultergelenken.

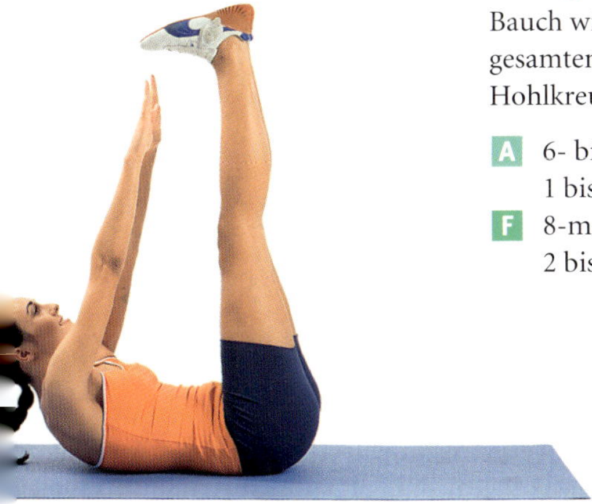

2. Stellen Sie die Zehen auf, spannen Sie den ganzen Körper an und heben Sie ihn vom Boden ab. Halten Sie die Spannung, damit weder das Becken absinken noch der Oberkörper einsinken kann. Der gesamte Körper bildet eine Gerade, vom Kopf bis zu den Füßen. Der Blick ist nach unten gerichtet.

3. Heben Sie jetzt das rechte Bein vom Boden ab und halten Sie diese Position etwa 1 bis 2 Sekunden lang.

4. Langsam absenken und dann das andere Bein anheben – im steten Wechsel.

Wichtig: Spannen Sie Ihren Bauch wirklich während der gesamten Übung an, um ein Hohlkreuz zu vermeiden.

A 6- bis 8-mal je Bein, 1 bis 2 Sätze

F 8-mal je Bein, 2 bis 3 Sätze

tipp:

Für die Portion Extra-Action

Mit kleinen Variationen der Arm- oder Beinhaltung können Sie nahezu jede Übung für die Bauchmuskulatur weiter verschärfen.

Relativ leicht sind Crunches mit geraden, neben dem Körper ausgestreckten Armen.
➤ Schwerer wird es mit vor der Brust gekreuzten Armen.
➤ Nächste Steigerung: Die Hände an die Schläfen legen.
➤ Noch nicht genug? Dann strecken Sie die Arme hinter dem Kopf aus.
➤ Und auch das erhöht die Intensität: Die Beine so anheben, dass Ober- und Unterschenkel einen 90°-Winkel bilden.
Achtung, hier gilt: »Safety first!« – Herausforderungen bringen zusätzliche Trainingseffekte, erhöhen aber auch die Risiken. Daher ist es sehr wichtig, immer achtsam und korrekt zu üben.

tipp:

Kampf dem Blähbauch!

Nicht immer ist zu viel Fett die Ursache für einen dicken Bauch. Fühlen Sie sich wie aufgepumpt um die Körpermitte, macht Ihre Verdauung Zicken? Falsches und auch zu schnelles Essen sind Schuld daran, wenn zu viel Luft den Bauchraum aufbläht.

- Soforthilfe bringt Fenchel-, Anis- oder Kümmeltee. Nicht zu heiß und in kleinen Schlucken trinken. Auf gastreibende Speisen wie Hülsenfrüchte, Kohl und Zwiebeln besser verzichten.
- Durch eine Selbstmassage lässt sich die Verdauung ankurbeln: Noch im Bett morgens den Bauch seitlich vom Nabel mit den Fingerkuppen unter leichtem Druck und kreisenden Bewegungen im Uhrzeigersinn massieren. Etwa 20 Sekunden lang, maximal dreimal täglich. Dauerhafte Darmprobleme besser von einem Arzt abklären lassen. Sie könnten ernsthafte Hintergründe haben.

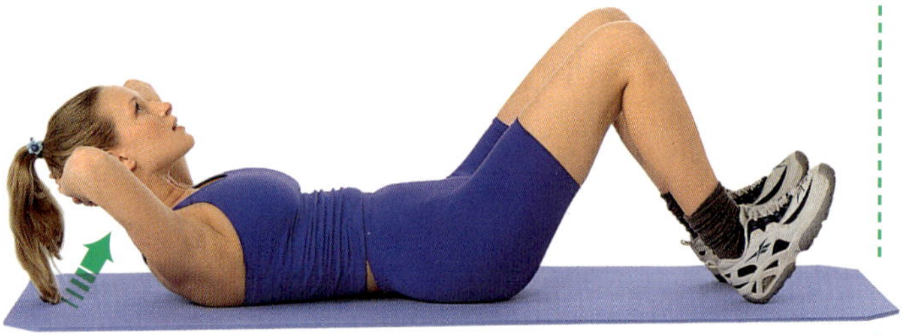

… und weiter geht's!

Nun ist Hochspannung für die Bauchmuskulatur angesagt. Mit Profi-Sit-ups und Crunches geht's den ungeliebten Pölsterchen an den Kragen. Doch Achtung! Auch wenn Sie sich scheinbar unterfordert fühlen: Lassen Sie es langsam angehen!

Richtig üben

Auch hier gilt: Wiederholen, sooft es geht. Anfangs mindestens **8-mal, 3 Sätze.** Let's start!

Profi-Sit-ups

1. Die liegende Grundhaltung entspricht der Anfängerübung.
Allerdings werden diesmal die Füße auf die Fersen gestellt. Die Hände sind im Nacken verschränkt, die Ellbogen zeigen nach außen.
2. Mit den Augen einen Punkt an der Decke fixieren, während sich die Schultern vom Boden heben und die Bauchmuskeln angespannt werden. Unbedingt darauf achten, dass die Ellbogen nicht nach innen klappen!

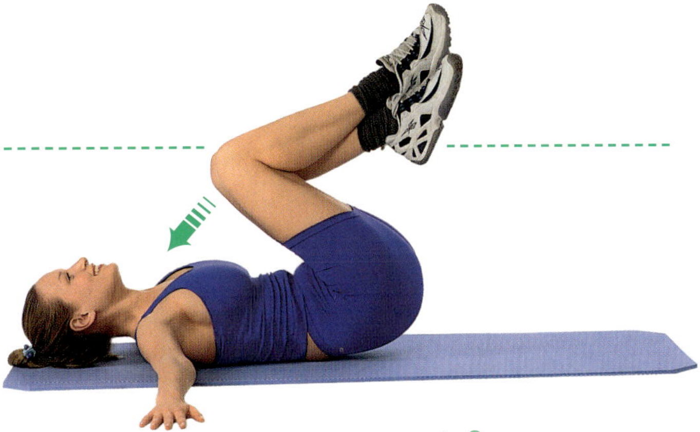

Umgekehrte Crunches

1. Legen Sie sich auf den Rücken. Die Arme sind seitlich neben dem Kopf ausgestreckt.

2. Die Beine angewinkelt vom Boden abheben, dabei die Füße überkreuzt halten. Den Bauch fest zusammenziehen. Während sich die Knie in Richtung Brust bewegen, wird der untere Rücken vom Boden abgehoben. Langsam wieder zurück in die Ausgangsposition.

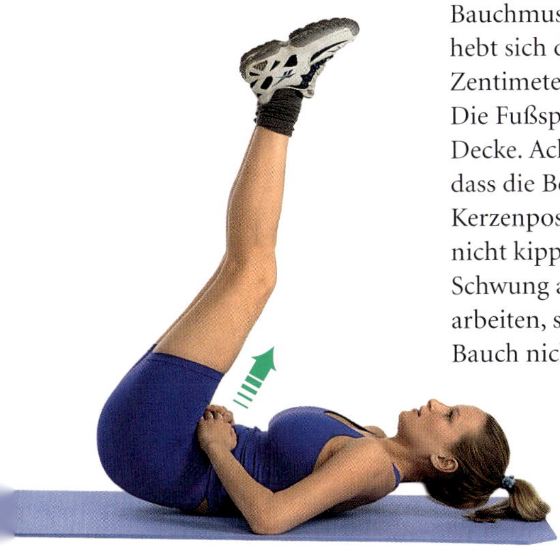

Die Kerzenposition

1. In Rückenlage strecken Sie die Beine mit leicht gebeugten Knien nach oben. Die Hände liegen flach auf dem Bauch.

2. Aus der Kontraktion der Bauchmuskulatur (!) heraus hebt sich der Po nur wenige Zentimeter vom Boden ab. Die Fußspitzen zielen zur Decke. Achten Sie darauf, dass die Beine in der geraden Kerzenposition bleiben und nicht kippen. Keinesfalls mit Schwung aus dem Becken arbeiten, sonst nützt es dem Bauch nichts.

tipp:

UND, SIEHT MAN SCHON WAS?

Wer wissen will, wie es mittlerweile um seine Bauchmuskeln bestellt ist, kann es im Spiegel ganz leicht überprüfen:

- Aufrecht hinstellen, die Hände etwas anheben und fest zu Fäusten ballen, zugleich die Bauchmuskulatur kräftig anspannen. Dabei die Oberarme eng an den Körper drücken. Jetzt müsste ein leichtes Muskelrelief sichtbar werden.
- Diese Kurzkontraktion ist übrigens auch ein geeigneter Übungsquickie für zwischendurch. Im Büro, in der Warteschlange vor der Kinokasse ...

Schräge Bauchmuskulatur I

Die Taille ist der Dreh- und Angelpunkt unseres Körpers. Diagonal von den unteren Rippen bis zum Schambein sind die seitlichen Muskelpartien angeordnet: der innere und äußere schräge Bauchmuskel. Sie sind die Powerstränge für das Muskelkorsett Bauch. Leider sind sie aber auch das schwächste Glied in der Muskelkette. Der Bauch wird am Schreibtisch nun einmal nicht gefordert – die Muskulatur erschlafft. Gut trainiert dagegen macht sie die Taille rank.

tipp:

DAS ZIEL VOR AUGEN

Die oberste Devise beim Training lautet: Disziplin führt am sichersten zum Erfolg. Falls Sie Zeitprobleme haben, lieber kurz und oft, als lange und selten trainieren.

Motivationskick

➤ Fühlen Sie Ihre Kraft! Legen Sie beim Üben eine Hand auf Ihre Bauchmuskulatur, um die Spannung zu spüren und die Bewegung bewusst wahrzunehmen.

➤ Prägen Sie sich dabei folgendes Bewegungsmuster ein: Ziehen Sie die Bauchmuskulatur wie eine Ziehharmonika zusammen, dabei bewegen sich die unteren Rippen in Richtung Beckenknochen und der Bauchnabel zum Rücken hin.

Basics

Schräger Basic-Crunch

1. In der Rückenlage heben Sie die Beine so an, dass Ober- und Unterschenkel einen 90°-Winkel bilden. Die Arme sind in Richtung Knie gestreckt, die Hände aufeinander gelegt, die Handflächen weisen nach unten.

2. Richten Sie nun den Oberkörper langsam bis zum höchstmöglichen Punkt auf, führen Sie dabei die Arme seitlich am rechten Oberschenkel vorbei.

3. Rollen Sie sich so in fließender Bewegung auf und ab. Legen Sie dabei die Schulterblätter nie ganz ab.
Richten Sie sich im Wechsel nach links und rechts auf.

A 12- bis 15-mal, 1 bis 2 Sätze

F 15- bis 25-mal, 2 bis 4 Sätze

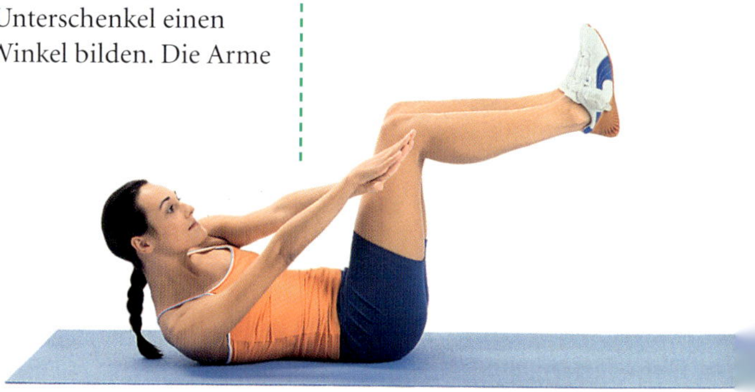

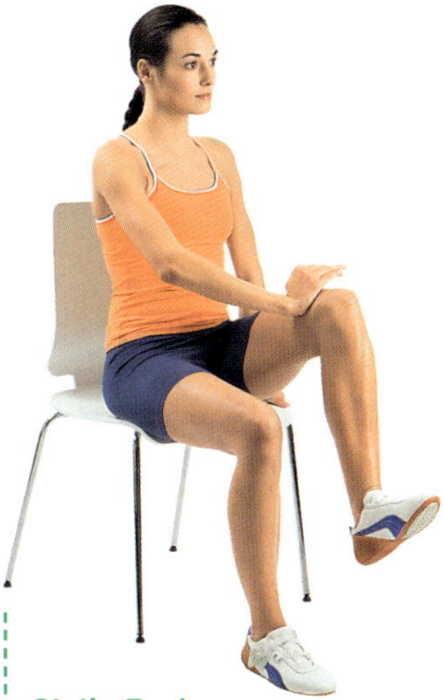

Static Push

1. Setzen Sie sich auf den äußersten Rand eines Stuhls. Die Füße stehen hüftbreit auseinander fest auf dem Boden, der Rücken ist gerade.
2. Jetzt ziehen Sie das linke Knie in Richtung Bauch an und drücken mit der rechten Hand gegen den Oberschenkel oberhalb des Knies. Dabei atmen Sie aus.
3. Beim Einatmen setzen Sie das Bein wieder ab und wechseln mit dem nächsten Ausatmen die Seiten.

A 10- bis 12-mal Spannung etwa 5 Sekunden lang halten, 1 bis 2 Sätze
F 12- bis 15-mal Spannung etwa 5 Sekunden lang halten, 2 bis 4 Sätze

Bauch-Twist

Mit dieser Übung trainieren Sie die Bauchmuskeln und dehnen gleichzeitig die untere Rückenmuskulatur.
1. Sie liegen auf dem Rücken, die Oberschenkel zeigen senkrecht nach oben, die Knie sind in einem 90°-Winkel gebeugt. Die Arme liegen seitlich ausgestreckt, die Handflächen ruhen auf dem Boden.
2. Senken Sie jetzt beide Beine mit Hilfe der seitlichen Bauchmuskulatur langsam zur rechten Seite ab, bis das untere Bein fast den Boden berührt.

tipp:

Gewusst wie!

Machen Sie sich mit den Bewegungsabläufen der einzelnen Übungen erst gut vertraut, damit Sie die Bewegungen stets harmonisch ausführen können.

3. Heben Sie die Beine ohne Pause wieder an, um im Anschluss die gleiche Bewegung auf der linken Seite auszuführen.
Strecken Sie die Beine, um die Trainingsintensität leicht zu steigern.

A 12- bis 15-mal zu jeder Seite, 1 bis 2 Sätze
F 15- bis 20-mal zu jeder Seite, 2 bis 4 Sätze

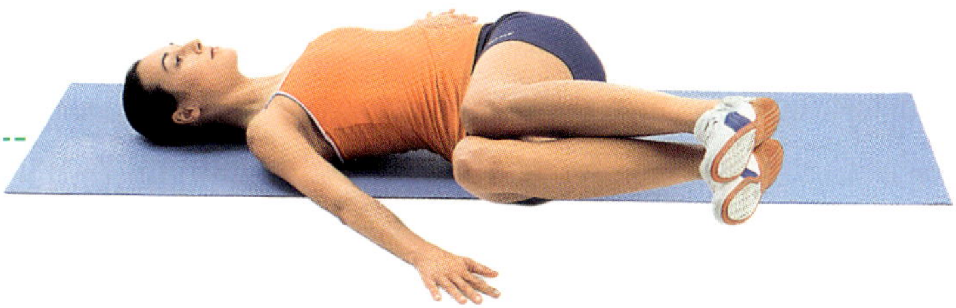

Für Fortgeschrittene

Fix zur Wunschfigur

Wenn Sie die folgenden Übungen meistern, können Sie auf sich und Ihren Körper mächtig stolz sein. Mit dem Muskelkorsett, das Sie sich erarbeiten werden, sind Sie für Ihren sommerlichen Bikiniauftritt bestens gerüstet: Beachvolleyball oder einfach nur am Strand gut aussehen – kein Problem! Dabei sollte es aber nicht darum gehen, den Maßen eines Models nachzueifern. Vielmehr sollten Sie Ihren Körper besser kennen lernen, ihn mit Spaß pflegen und sich in ihm wohl fühlen.

tipp:

ALLES IM BLICK

Ziehen Sie beim Training ein kurzes Top und Hosen an, damit Sie zwischendurch einen Blick auf Ihren Bauchnabel werfen können. Zieht er sich schön in die Länge, ist die Grundposition perfekt.

Obliquus Curls

1. Sie liegen auf dem Rücken, das rechte Bein ist über das angewinkelte linke gelegt. Legen Sie den rechten Arm seitlich ab und halten Sie die linke Hand in der Höhe Ihrer Schläfen.

2. Kontrahieren Sie nun Ihre Bauchmuskeln, und führen Sie die linke Schulter zum rechten Knie. Halten Sie dabei den unteren Rücken am Boden und den Kopf in der Verlängerung der Wirbelsäule. Achten Sie darauf, dass Sie nicht nur Kopf und Nacken bewegen, sondern Ihren Oberkörper und die Schulterblätter vom Boden lösen.

3. Kehren Sie anschließend langsam in die Ausgangsposition zurück und wechseln Sie die Seiten.

A 15- bis 20-mal zu jeder Seite, 1 bis 2 Sätze

F 20- bis 25-mal zu jeder Seite, 2 bis 3 Sätze

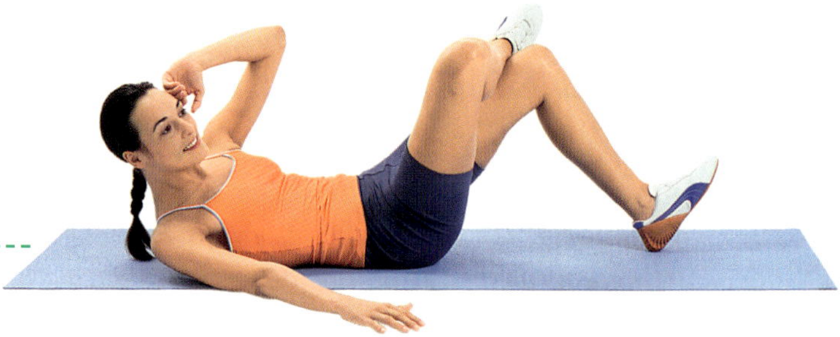

tipp:

RICHTIG ATMEN

Atmen Sie bewusst aus, während Sie Ihre Bauchmuskeln kontrahieren. Nur so erzielen Sie eine maximale Anspannung und den größtmöglichen Trainingseffekt.

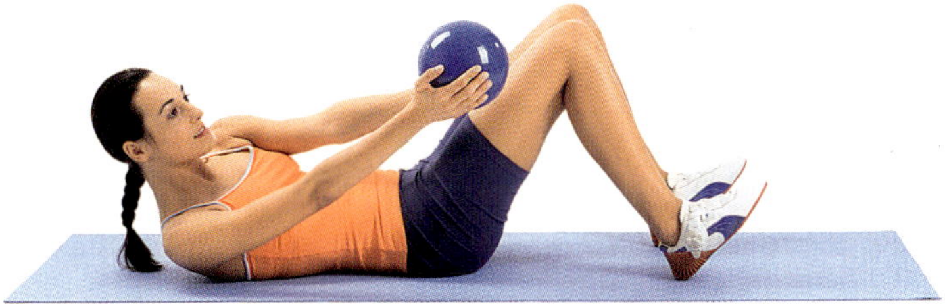

Seitstütz

1. Stützen Sie Ihren Oberkörper in der Seitlage auf den rechten Unterarm, die Fingerspitzen zeigen nach vorn, der Ellbogen befindet sich dabei unterhalb des Schultergelenks. Den linken Arm legen Sie gebeugt auf der Hüfte auf. Ihre Beine sind bis zu 90 Grad angewinkelt, sodass die Unterschenkel die Startposition weiter stabilisieren.

2. Heben Sie nun das Becken an, bis der ganze Körper eine Linie bildet und nur noch der rechte Unterarm und der rechte Unterschenkel Bodenkontakt haben.

3. Aus dieser Ausgangsposition drücken Sie nun mit dem Ausatmen das Becken so weit wie möglich in Richtung Decke. Ziehen Sie den Bauch ein und spannen Sie die Gesäßmuskulatur an.

4. Mit dem Einatmen reduzieren Sie die Spannung und kehren langsam in die Startposition zurück.

Wichtig: Weichen Sie mit der Hüfte weder nach vorn noch nach hinten aus.

A 10- bis 12-mal, 1 bis 2 Sätze

F 12- bis 20-mal, 2 bis 3 Sätze

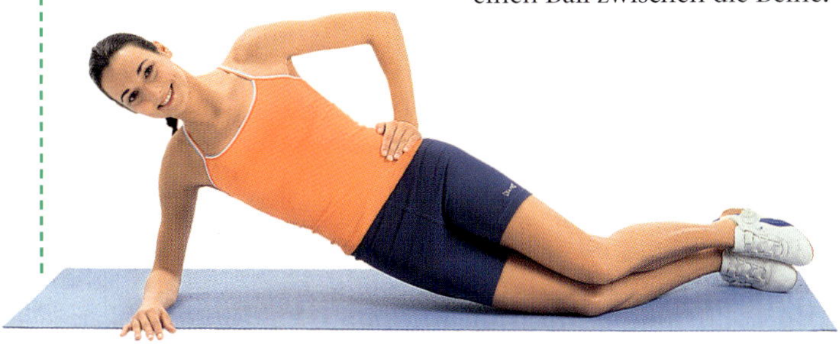

Taillenformer

1. Legen Sie sich auf den Rücken und stellen Sie die Beine angewinkelt auf, die Füße etwa hüftbreit. In den gestreckten Armen halten Sie einen Ball zwischen die Beine. Die Schulterblätter sind etwas vom Boden gelöst, die Bauchmuskulatur ist dadurch bereits angespannt.

2. Senken Sie den Oberkörper etwas ab, und ziehen Sie die Hände schräg am rechten Knie vorbei nach vorn. Die linke untere Rippe sollte sich dabei so weit wie möglich der linken Hüfte annähern.

3. Gehen Sie langsam zurück in die Ausgangsposition – ohne die Schulterblätter abzulegen. Von dort aus geht es nun zur linken Seite.

Wichtig: Halten Sie sowohl in der Aufwärts- als auch in der Abwärtsbewegung die Bauchmuskeln angespannt.

A 8- bis 10-mal, 1 bis 2 Sätze

F 10- bis 15-mal, 2 bis 3 Sätze

Schräge
Bauchmuskulatur II

Die schräge Bauchmuskulatur hilft dem geraden Muskel bei seiner Arbeit und dreht den Oberkörper. Vier Muskeln teilen sich die Arbeit.

Vier »Hilfsarbeiter«

Die beiden äußeren schräg verlaufenden Muskeln setzen jeweils am unteren Teil des Brustkorbs an und enden an der gegenüberliegenden Hüftseite.
In entgegengesetzter Richtung verlaufen die inneren schrägen Bauchmuskeln.
Sie setzen an den Hüften an und kreuzen unterhalb der geraden Bauchmuskulatur zur Gegenseite bis zum Brustkorb.

Trainieren Sie bei jedem Workout für den Bauch auch die schrägen Muskeln. Nur dann werden Sie auch die unschönen Speckröllchen in der Taille los.

Richtig üben

Suchen Sie sich eine der drei Übungen aus.
Beginnen Sie mit **8-mal, 2 Sätzen.**
Anzahl langsam steigern.

Über Kreuz

1. Rückenlage. Die Hände sind im Nacken verschränkt. Das rechte Bein liegt ausgestreckt am Boden, das linke angewinkelt aufgestellt.
2. Heben Sie bei Kontraktion der Bauchmuskulatur die rechte Schulter vom Boden, und führen Sie den rechten Ellbogen Richtung linkes Knie. Die Position kurz halten, dann zurücklegen.
3. Anschließend Bein und Richtung wechseln.

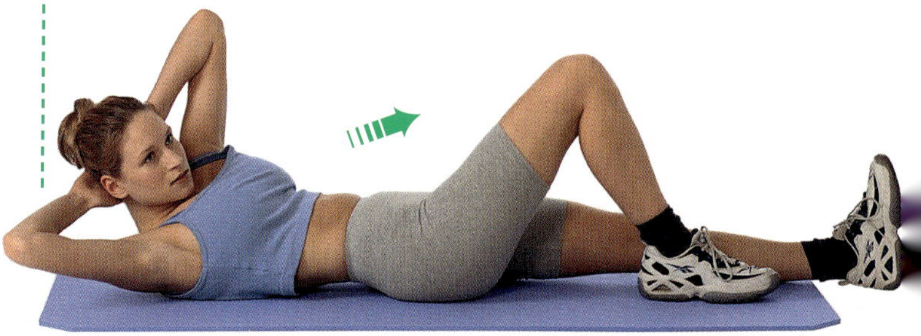

tipp:

3-Punkte-Konzept für einen flachen Bauch

- Wechselduschen straffen: Morgens und abends eine Minute kalt, zwei Minuten warm. Mit einem kühlen Duschstrahl aufhören.
- Zupfmassage festigt das Gewebe und beugt Schwangerschaftsstreifen vor: Zwischen Daumen und Mittelfinger die Haut zentimeterweise sanft anheben und leicht zusammendrücken.
- Auf die Haltung achten: Hängende Schultern und ein runder Rücken wölben den Bauch nach vorn. Den Bauch einzuziehen, ist nicht die Lösung, sondern sich aufzurichten. Mehr über eine gute Haltung auf Seite 51.

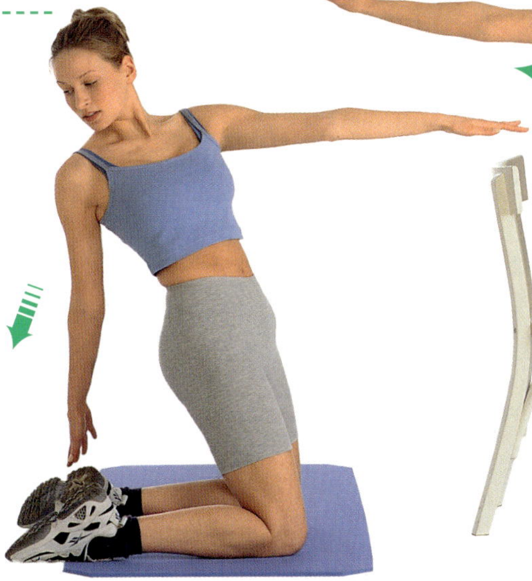

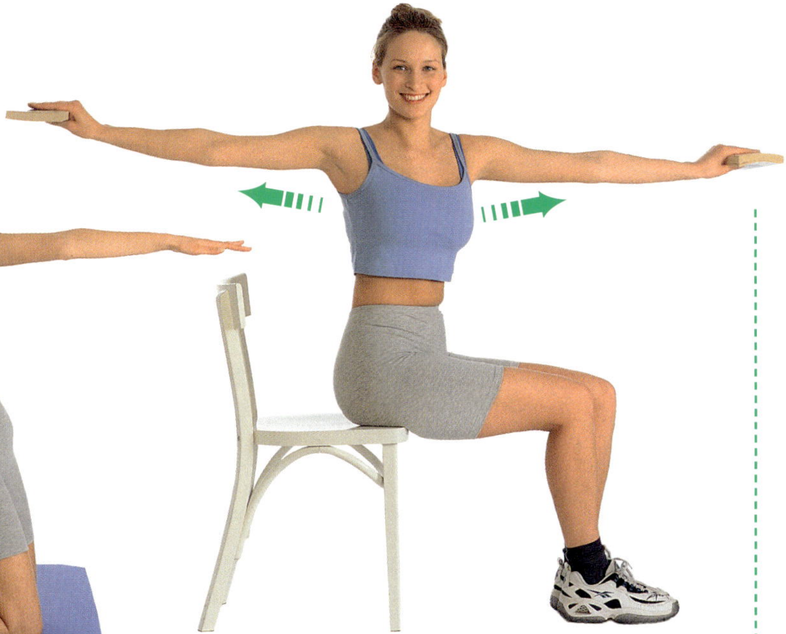

Auf die Knie

1. Nehmen Sie sich eine Unterlage, auf der Sie bequem knien können – zum Beispiel eine Gymnastikmatte.
Der Rumpf bleibt aufrecht. Die Arme werden nach vorn ausgestreckt.
2. Drehen Sie den Oberkörper zur linken Seite, und ziehen Sie die linke Hand zur rechten Ferse – so weit es geht.
3. Zurück in die Grundhaltung und die Übung zur anderen Seite wiederholen. Achten Sie darauf, dass der Bauch fest angespannt wird und das Becken nach vorn zeigt.

Drehübung im Sitzen

1. Sie setzen sich aufrecht auf einen Stuhl und halten in jeder Hand ein Buch.
Die Arme sind zur Seite ausgestreckt. Wichtig ist, dass die Knie (am besten auch das Gesicht) während der gesamten Übung nach vorn zeigen.
2. Drehen Sie den Oberkörper in der Hüfte möglichst weit nach rechts. Die Arme dabei mitnehmen. Zurück in die Ausgangsposition, dann den Oberkörper in die andere Richtung drehen.
Machen Sie die Übung in einem schnellen, rhythmischen Tempo.

Untere
Bauchmuskulatur

Der gerade Bauchmuskel sorgt für das, was Sie sich wünschen: begehrenswerte Konturen. Sofern Sie die drei gleich großen Muskelpäckchen oberhalb und ein weiteres unterhalb des Nabels bei Ihrem Workout nicht vernachlässigen.
Im Folgenden schenken Sie den unteren Muskelpartien besondere Aufmerksamkeit – nicht nur für eine gute Optik, sondern für eine echte Powermitte. Sind nämlich alle Muskelpäckchen im Bauch gleichermaßen gut trainiert, dann ist Ihr Kraftzentrum im Gleichgewicht und kann seine Aufgabe, das Becken aufrecht zu halten, mit Bravour meistern – und Sie bleiben von Kreuzschmerzen verschont.

Basics

Fersen-Lift

1. In Rückenlage heben Sie die angewinkelten Beine hoch und auch Schulterblätter und Nacken etwas vom Boden ab.
2. Senken Sie nun langsam das rechte Bein, bis die Ferse den Boden berührt.
3. Ohne Pause führen Sie es zurück und wechseln die Seite.
Wichtig: Machen Sie diese Bewegung bewusst langsam. Je weiter Sie das Bein strecken, desto schwerer wird die Übung – und umgekehrt. Fortgeschrittene machen sie mit gestreckten Beinen.

A 15- bis 20-mal, 1 bis 2 Sätze
F 20- bis 25-mal, 2 bis 3 Sätze

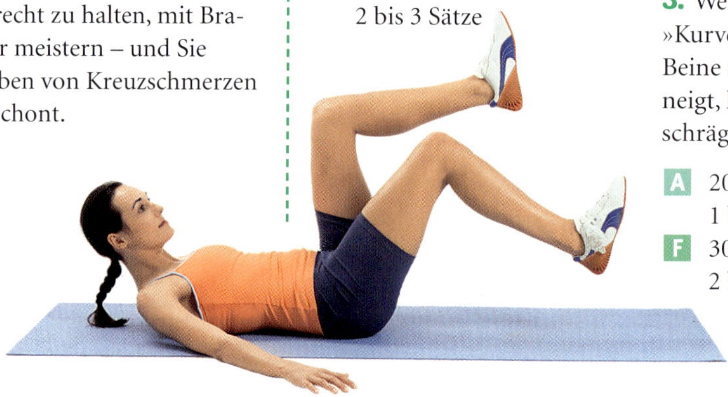

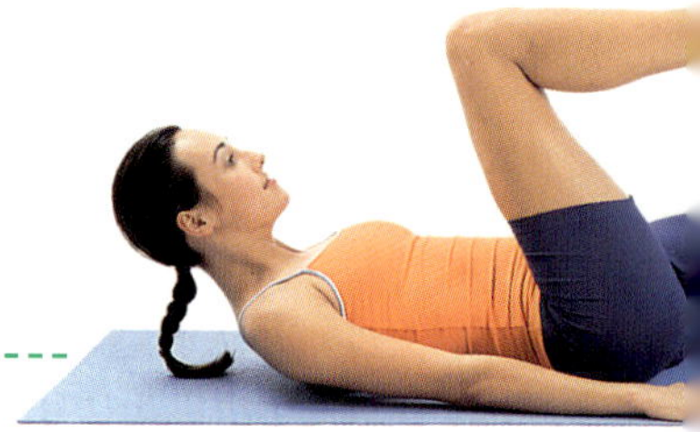

Radfahren

1. In der Rückenlage heben Sie den Schultergürtel so weit an, dass die Schulterblätter nicht mehr den Boden berühren – Ihr Bauch ist bereits angespannt. Stabilisieren Sie sich mit den Armen seitlich vom Oberkörper, pressen Sie die Hände in den Boden.
2. Beginnen Sie nun, die Knie im Wechsel zur Brust zu ziehen. Versuchen Sie, die untere Bauchmuskulatur dabei bewusst einzusetzen.
Diese Bewegung ähnelt dem Radfahren, aber anstatt einer Kreisbewegung strecken Sie hier die Beine nur!
3. Wer nach einer Weile »Kurven fährt«, indem er die Beine nach rechts oder links neigt, kräftigt zusätzlich die schräge Bauchmuskulatur.

A 20 bis 30 Sekunden lang, 1 bis 2 Sätze
F 30 bis 40 Sekunden lang, 2 bis 3 Sätze

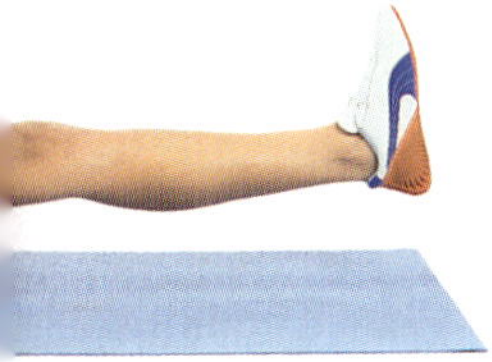

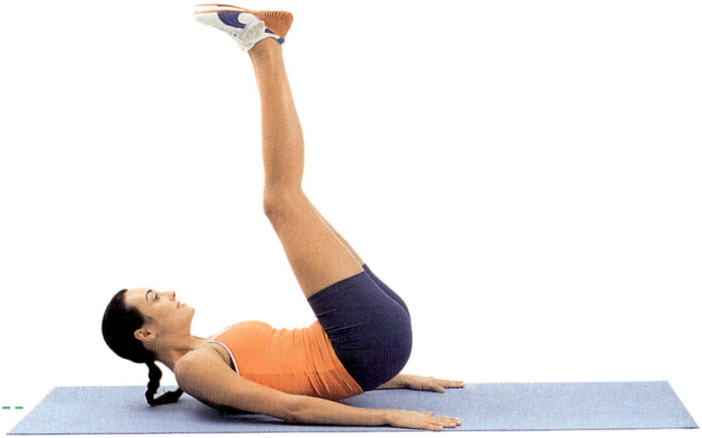

Für Fortgeschrittene

Reverse Curls

1. Legen Sie sich auf den Rücken, und strecken Sie die Beine gerade zur Decke. Um die Balance besser halten zu können, legen Sie die Arme seitlich vom Oberkörper ab.
2. Heben Sie nun langsam – ohne Schwung! – das Gesäß vom Boden ab. Versuchen Sie, den Bauch wie eine Ziehharmonika zusammenzuziehen und Ihre Knie damit in Richtung Brust zu bewegen – der Bewegungsumfang ist nicht entscheidend.
Durch die Kontraktion der Bauchmuskeln wird der untere Rücken etwas eingerollt. Einige Zentimeter reichen hier völlig aus, um Ihren Bauch effektiv zu trainieren. Versuchen Sie, dabei wahrzunehmen, wie Ihre untere Bauchmuskulatur arbeitet. Legen Sie eine Hand auf Ihre Muskeln – das hilft Ihnen, die Spannung in der Bauchmuskulatur noch intensiver zu spüren und den Bewegungsablauf zu kontrollieren.

A 6- bis 8-mal, 1 bis 2 Sätze
F 12- bis 15-mal, 2 bis 3 Sätze

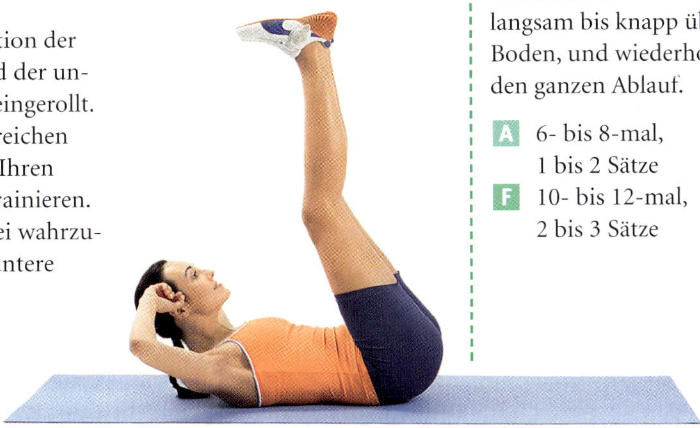

Schwebender Crunch

1. Aus der Rückenlage heben Sie die leicht gebeugten Knie an. Die Hände halten Sie an die Schläfen, Ihre Ellbogen zeigen dabei nach außen.
2. Lösen Sie jetzt mit der Kraft der unteren Bauchmuskeln das Gesäß vom Boden.
3. Halten Sie kurz diese Position und heben Sie den Oberkörper maximal an.
4. Senken Sie ihn wieder langsam bis knapp über den Boden, und wiederholen Sie den ganzen Ablauf.

A 6- bis 8-mal, 1 bis 2 Sätze
F 10- bis 12-mal, 2 bis 3 Sätze

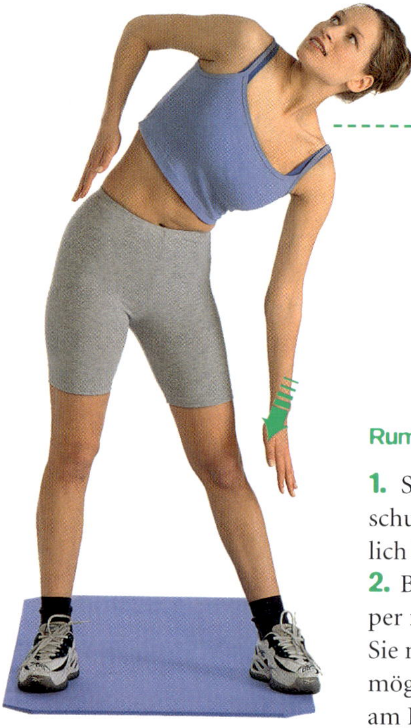

Die Taille

Weg mit den »Rettungsringen«!

Wer Probleme hat mit den lästigen Speckröllchen in der Taille, sollte sich diese Übungen besonders eifrig vornehmen. Sie festigen die schräge Bauchmuskulatur unter den Partien, die als »Rettungsringe« bekannt sind. Hilfreich sind die Übungen auch bei Problemen im unteren Teil des Rückens.

Rumpfbeugen zur Seite

1. Stellen Sie sich hin, Füße schulterbreit; die Arme seitlich locker hängen lassen.

2. Beugen Sie den Oberkörper nach links, und ziehen Sie mit der linken Hand möglichst weit nach unten am Knie vorbei. Den Oberkörper nicht nach vorn kippen.

3. Zum Aufrichten bewusst die schräge Bauchmuskulatur einsetzen.

Sie sollten beim Beugen und Aufrichten die Kontraktion der Muskeln in der linken Taillenseite deutlich spüren.

4. Das Gleiche zur anderen Seite.

🕒 15 Wiederholungen auf jeder Seite. Mindestens 2 Sätze.

tipp:

Was ziehe ich zum Training an?

- Das ideale Outfit lässt genügend Bewegungsfreiheit, ohne dass es schlabbert. Baumwollshirts und Jogginghosen tun es genauso wie das schicke Aerobic-Trikot.
- Bis der Körper richtig aufgewärmt ist, eventuell noch einen dünnen Pulli überziehen und eine Wärmehose (aus dem Ballettladen). Dicke Socken halten die Füße warm.
- Wer mit Hanteln trainiert, sollte leichte Turnschuhe tragen (damit die Füße geschützt sind, falls eine Hantel hinfällt). Auch im Fitnessstudio sind Turnschuhe angesagt.

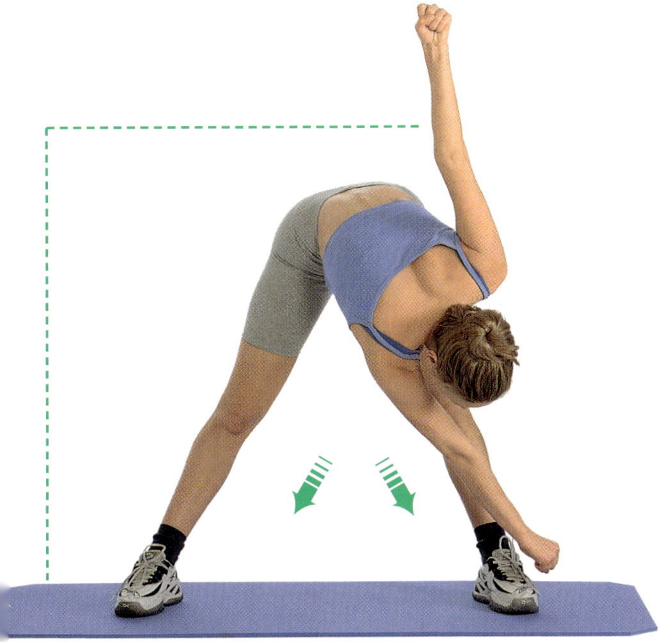

Kickboxen kopfüber

1. Sie stehen breitbeinig mit seitlich ausgestreckten Armen. Die Hände sind zu festen Fäusten geballt.
2. Beugen Sie den Oberkörper nach unten, und kicken Sie mit der rechten Hand zum linken Fuß und umgekehrt. Der entgegengesetzte Arm zeigt jeweils zur Decke. Beim Seitenwechsel nicht aufrichten. Den Kopf mitnehmen und immer in Richtung der Boxhand drehen.

10-mal sollte jeder Fuß Handkontakt haben. Dann aufrichten und kurz pausieren. Minimum 2 Sätze.

Für Geübte: Seitenlage

1. Sie legen sich auf Ihre rechte Seite mit ausgestreckten Beinen, sodass der Körper eine Gerade bildet. Auf dem rechten Unterarm stützen Sie sich ab. Die linke Hand auf Hüfte oder Bauch legen.
2. Den Körper so fest anspannen, dass Sie Hüfte und Beine vom Boden abheben können. Wenn Sie die Übung richtig machen, haben nur noch der rechte Unterarm und die Außenkante Ihres rechten Fußes Bodenkontakt. Einige Sekunden halten, leicht absenken, ohne aufzulegen.

Insgesamt 8-mal wiederholen, Seitenwechsel nach dem zweiten Satz.

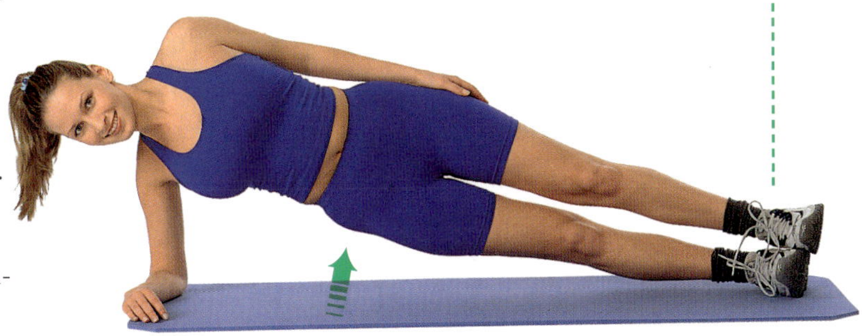

Starker Eindruck mit straffen Armen

Schlanke Kraft und glatte Haut statt Schlabberlook

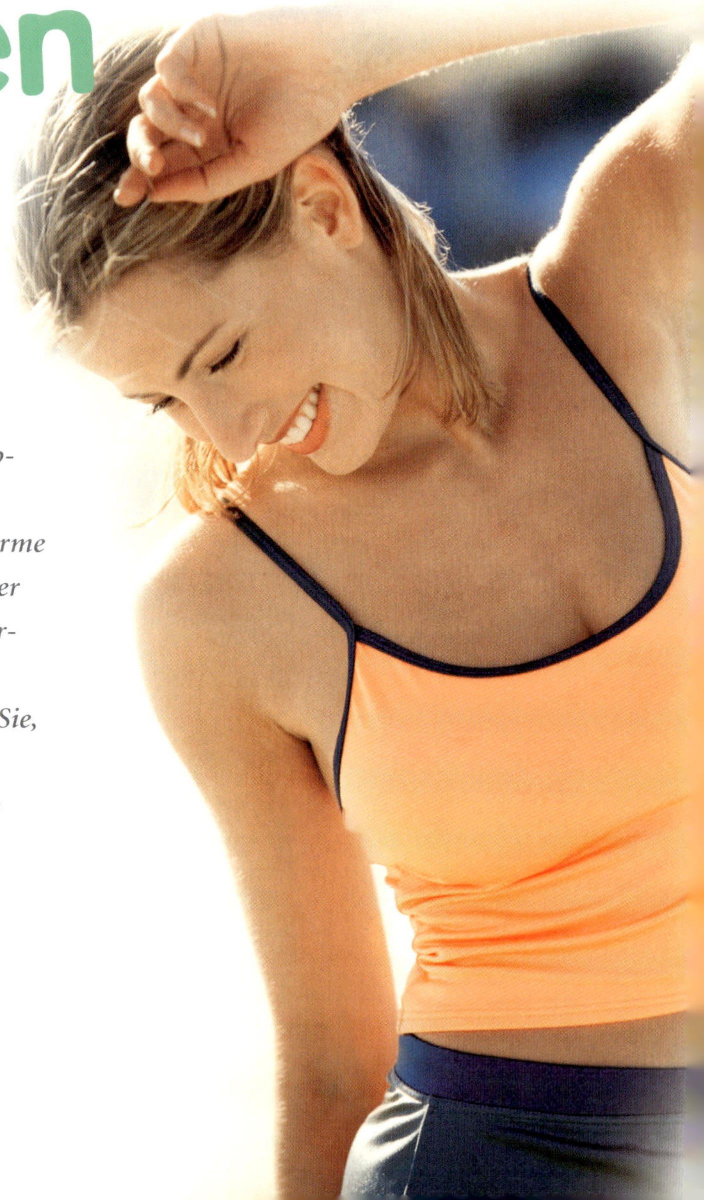

Spätestens, wenn sich die Top- und T-Shirt-Saison im Sauseschritt nähert, ist es Zeit, die Arme in Form zu bringen. Denn leider setzen sich auch an den Oberarmen im Nu lästige Fettpölsterchen fest. Ein Grund mehr für Sie, mit einfachen, aber effektiven Übungen dafür zu sorgen, dass aus schlaff schnell straff wird.

Nur nicht schlapp-machen!

Ein straffer Body hängt nicht ausschließlich vom Körpergewicht ab. Auch viele schlanke Frauen leiden unter schlaffen Körperpartien. Gerade an den Oberarmen neigt das Bindegewebe dazu, nach und nach seine natürliche Spannkraft zu verlieren, wenn die beiden wichtigsten Muskeln in diesem Bereich, der Bizeps und der Trizeps, nachlassen.

Rundum gefordert

Gute Nachrichten für alle Bewegungsmuffel: Straffe Arme zu bekommen, ist nicht zeitaufwändig. Denn der Bizeps und der Trizeps sind vergleichsweise klein und daher leicht zu trainieren. Obendrein ist das Hanteltraining auch noch wesentlich wirksamer als Maschinentraining im Fitnessstudio, weil mehr Muskeln an jeder Bewegung beteiligt sind. Aufgrund der freien Bewegung bestimmen Sie allein den Übungsablauf. Dadurch wird Ihre Muskulatur bei jeder Wiederholung unterschiedlich belastet und intensiv gefordert.
Damit Ihnen also beim Bizeps-Curl ein sauberer Bewegungsablauf gelingt, müssen neben dem Oberarm eine ganze Reihe weiterer Muskeln aktiviert werden! Das schult nicht nur Ihre muskuläre Koordination, sondern auch die Konzentration und den Gleichgewichtssinn.

Die Routine überlisten

Später können Sie durch minimale Veränderungen der Griffhaltung oder des Bewegungswinkels leicht Abwechslung in Ihr Training bringen. So verhindern Sie, dass sich die Muskeln an das Workout gewöhnen und die Wirkung nachlässt. Tatsächlich haben Sie eine fast unendlich große Anzahl von Übungen zur Auswahl, mit denen Sie Ihr Training immer wieder sinnvoll variieren können (zusätzliche Übungen finden Sie in unserem Stretching-Programm auf Seite 138/139). Nach jeder Trainingseinheit mit der Kurzhantel können Sie sich sicher sein, nicht nur alles gegeben zu haben, sondern auch für jede Situation bestens gerüstet zu sein.

tipp:

Fit im Biorhythmus

- Der Psychologe empfiehlt fürs Training den Morgen: Je jünger der Tag, desto freier können Sie über Ihre Zeit verfügen. Es gibt noch keine Termine oder spontanen Verabredungen. Ausreden haben schlechte Karten.
- Der Physiologe empfiehlt zusätzlich noch den frühen Abend: Der Biorhythmus macht Sie in der Zeit zwischen 18 und 20 Uhr besonders leistungsfähig, und Sie können gleich die Stresshormone des Tages abbauen.
- Auf jeden Fall gilt: Hören Sie auch auf Ihre innere Stimme, um Ihre persönliche Bestzeit herauszufinden.

Starker Bizeps: So geht's

Die Armvorderseite, der Bizeps, wird schon bei vielen Alltagsbewegungen beansprucht. Ein paar Minuten zusätzliches Training reichen daher aus. Die folgenden Top-Moves verleihen Ihrer Armvorderseite einfach den letzten Feinschliff.
Praktischer Nebeneffekt: Eine Portion Kraft gibt's dazu – der Wasserkasten trägt sich so viel leichter.

➤ Für das Armmuskeltraining benötigen Sie ein Kurzhantelpaar (im Sportfachgeschäft erhältlich).

➤ Denken Sie immer daran, Ihre Handgelenke gerade und stabil zu halten.

Basics

Ganz schnell schöne Arme

Schlanke, feste Oberarme bekommen Sie quasi im Handumdrehen – mit diesen drei Übungen für obenrum:

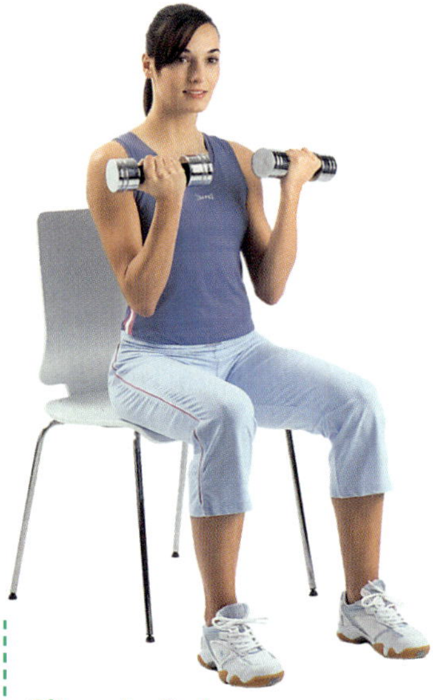

Sitzende Curls

1. Setzen Sie sich aufrecht auf einen Stuhl, in jeder Hand eine Kurzhantel. Bauen Sie eine Körperspannung auf, indem Sie die Fersen sachte in den Boden drücken, den Bauch anspannen und das Brustbein heben. Lassen Sie die Schultern und Arme mit den Hanteln zunächst locker nach unten hängen.

2. Spannen Sie Ihren Bizeps an, um die Gewichte langsam bis auf Schulterhöhe nach oben zu führen. In der Ausgangsposition zeigen Ihre Handflächen zum Körper. Etwa in Höhe der Oberschenkel beginnen Sie die Unterarme so zu drehen, dass in der Endposition die Handflächen zur Schulter zeigen.

3. Senken Sie anschließend die Hanteln – ohne zu schwingen – zurück in die Ausgangsposition.

Wichtig: Halten Sie den Muskel während des gesamten Satzes unter Spannung, und strecken Sie die Arme nie durch!

A 15- bis 20-mal, 1 bis 2 Sätze

F 20- bis 25-mal, 2 bis 3 Sätze

tipp:

FEHLER VERMEIDEN

Um Ihren Bizeps so intensiv wie möglich zu fordern, halten Sie Ihre Ellbogen während der Übung seitlich am Oberkörper, ohne nach hinten oder nach vorn mitzuschwingen! Sie können den Schwung ganz einfach reduzieren, indem Sie zu Beginn und am Ende jeder Bewegung einige Sekunden die Spannung halten.

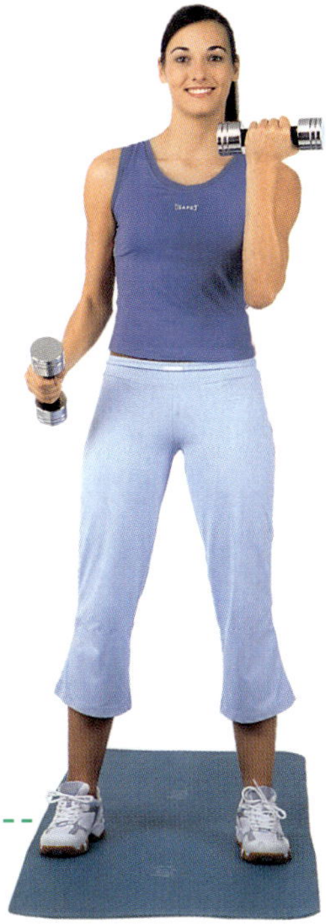

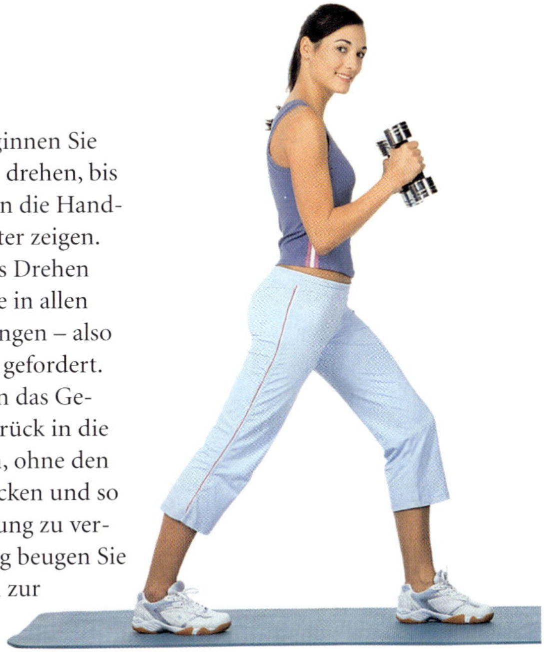

Bizeps-Power – alternierende Curls

1. Stehen Sie aufrecht mit leicht gebeugten Beinen in einem stabilen Stand. Halten Sie die Arme leicht angewinkelt neben dem Körper, in jeder Hand eine Kurzhantel.
2. Spannen Sie Ihren Bizeps an und führen Sie zunächst ein Gewicht langsam bis auf Schulterhöhe nach oben. In der Ausgangsposition zeigen Ihre Handflächen zum Körper. Etwa in Höhe der Oberschenkel beginnen Sie die Unterarme zu drehen, bis in der Endposition die Handflächen zur Schulter zeigen. Vorteil: Durch das Drehen werden Ihre Arme in allen Bewegungsrichtungen – also noch intensiver – gefordert.
3. Führen Sie nun das Gewicht langsam zurück in die Ausgangsposition, ohne den Arm durchzustrecken und so die Muskelspannung zu verlieren. Gleichzeitig beugen Sie den anderen Arm zur Schulter an.

A 15- bis 20-mal, 1 bis 2 Sätze
F 20- bis 25-mal, 2 bis 3 Sätze

Definition Curls

Mit dieser Übung trainieren Sie den unteren Bizepsbereich und die Unterarmmuskulatur besonders gut.

1. Machen Sie einen Ausfallschritt in eine stabile Standposition. Ziehen Sie Ihre Schultern aktiv nach hinten unten. Die Arme befinden sich am Körper, eine Kurzhantel in jeder Hand. Die Handflächen sind nach innen gerichtet – die Daumen zeigen nach oben.
2. Heben Sie die Gewichte nun zu Ihrer Schulter. Führen Sie dabei die Hantel so weit wie möglich nach oben.
3. Senken Sie sie anschließend wieder ab, ohne den Arm durchzustrecken.

A 15- bis 20-mal, 1 bis 2 Sätze
F 20- bis 25-mal, 2 bis 3 Sätze

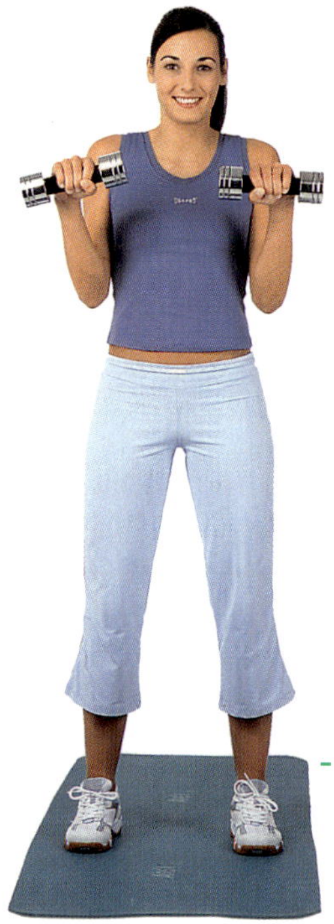

Für Fortgeschrittene

Erfolge sichern

➤ Führen Sie die Übungen nicht einfach nur mechanisch aus. Genießen Sie stattdessen das Gefühl der Kraft und der Spannung in Ihrem Körper. Es ist sehr motivierend, bewusst zu spüren, wie einzelne Muskeln arbeiten und welches Potential in ihnen steckt. Versuchen Sie deshalb, nicht auf Autopilot zu schalten und die Übungen nur gewohnheitsmäßig abzuspulen.

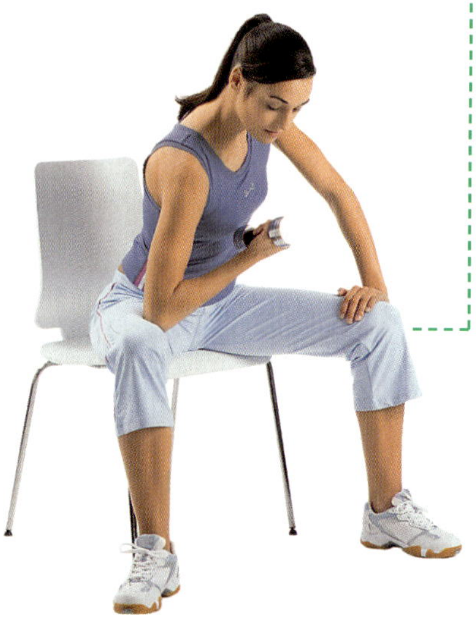

Concentration Curls

1. Setzen Sie sich auf eine Stuhlkante, eine Kurzhantel in der rechten Hand. Die Beine stehen etwas mehr als hüftbreit auseinander. Halten Sie den Oberkörper gerade, lehnen Sie sich etwas nach vorn – Kopf, Hals und Rücken bilden eine Linie.
2. Stützen Sie sich mit der linken Hand auf dem linken Oberschenkel ab.
Fixieren Sie den rechten Arm, indem Sie die Außenseite des Ellbogens an die Innenseite des rechten Oberschenkels oberhalb des Knies legen.
Lassen Sie den rechten Arm zunächst senkrecht nach unten hängen.
3. Ohne die Position des Armes zu verändern, führen Sie jetzt die Hantel konzentriert nach oben bis auf die Höhe Ihres Schlüsselbeins.
4. Anschließend senken Sie sie langsam ab und wiederholen die Bewegung. Seitenwechsel nach einem Satz.
Wichtig: Ihre Handgelenke dürfen nie angewinkelt sein!
Sie sollten immer eine Linie mit dem Unterarm bilden.

A 15- bis 20-mal pro Arm, 1 bis 2 Sätze
F 20- bis 25-mal pro Arm, 2 bis 3 Sätze

Armstraff

1. Sie stehen aufrecht in einem stabilen Stand, die Knie sind leicht gebeugt, der Po angespannt. Das Brustbein ist angehoben. Senken Sie das Kinn etwas und richten Sie Ihren Blick geradeaus.

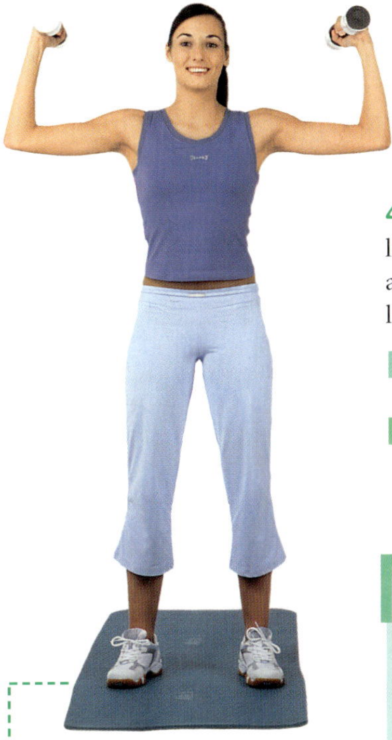

2. Umgreifen Sie die Kurzhanteln bei dieser Übung so, dass die Handrücken nach vorn zeigen. Dadurch werden nicht nur die Unterarme mittrainiert, sondern auch zwei weitere Muskeln, die den Bizeps bei der Armbeugung unterstützen. Lassen Sie beide Arme minimal gebeugt nach unten hängen, die Ellbogen liegen eng am Körper an.
3. Führen Sie nun die Gewichte nach oben zu den Schultern. Achten Sie dabei darauf, dass Ihre Hände auf jeden Fall in der Verlängerung der Unterarme bleiben!
4. Anschließend gehen Sie langsam zurück in die Ausgangsposition.

A 15- bis 20-mal, 1 bis 2 Sätze
F 20- bis 25-mal, 2 bis 3 Sätze

Formgeber

1. In einem stabilen Stand mit leicht gebeugten Beinen spannen Sie Po- und Bauchmuskeln an. Die Hanteln halten Sie neben dem Körper.
2. Heben Sie die Arme seitlich ausgestreckt an, so dass sie sich parallel zum Boden befinden. Die Handflächen zeigen zur Decke.
3. Führen Sie nun die Gewichte in Richtung Schultern. Die Kunst besteht darin, ausschließlich die Unterarme zu bewegen und die Ellbogen nicht absinken zu lassen. Also: Lassen Sie die Schultern nach außen-unten sinken und halten Sie die Ellbogen zugleich auf Schulterhöhe.
4. Führen Sie Ihre Arme ganz langsam zurück – nicht ganz ausstrecken – und wiederholen Sie das Ganze.

A 12- bis 15-mal, 1 bis 2 Sätze
F 15- bis 20-mal, 2 bis 3 Sätze

tipp:

MUSKELN WIEGEN SCHWER

Vielleicht haben Sie schon beobachtet, dass Sie trotz intensiven Trainings kein Gramm abnehmen. Der Grund ist, dass Sie beim Training zwar Fett ab-, aber zugleich Muskeln aufbauen. Und die wiegen sogar mehr als Fett. Lassen Sie deshalb die Waage ruhig in der Ecke stehen, sie ist kein Kriterium für ein erfolgreiches Training. Vertrauen Sie lieber Ihrer engsten Jeans – erst wenn die weiter wird, haben Sie an Umfang verloren. Auch das gute alte Maßband ist zuverlässiger als die Kilomesserin.

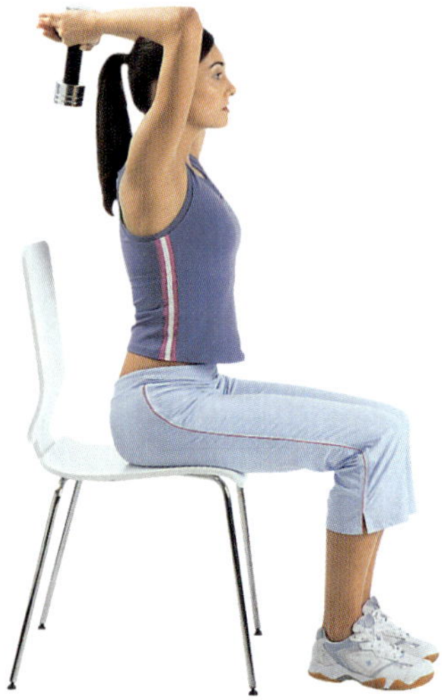

Straffer Trizeps

Tolle Konturen für die Arme

Der hintere Muskel, der so genannte Armstrecker (Trizeps), sitzt auf der Rückseite und macht rund zwei Drittel der Muskulatur des Oberarms aus. Er besteht aus drei Strängen, die bei Bewegungen aus der Schulter heraus, etwa wenn wir den Arm strecken, zum Einsatz kommen. Leider wird der Trizeps – anders als sein Gegenspieler – im Alltag eher selten beansprucht. Dabei sieht ein straffer Trizeps nicht nur gut aus, sondern er sorgt auch für ein ausbalanciertes Kraftverhältnis in Ihrem Oberkörper.

Glatte Haut für sexy Arme

Angst vor Bodybuilderarmen ist übrigens völlig unbegründet – die wachsen aus Mangel an Wachstumshormonen sowieso langsamer als bei den Männern. Problematischer dagegen ist, dass ohne Training das Bindegewebe der Oberarme seine natürliche Spannkraft verliert. Das ist auch der Grund, weshalb sich oft auf der Oberarmhaut unschöne Cellulite abzeichnet. Eines ist sicher, Bewegung ist auch hier das beste Schönheitsmittel: Durchhänger werden Sie mit diesem Workout auf jeden Fall nicht mehr erleben!

Effektiv kräftigen

➤ Trainieren Sie die Arme bewusst kraftvoll. Stellen Sie sich vor, wie Sie imaginäre Widerstände ziehen oder drücken.

➤ Halten Sie während der gesamten Übung Ihre Körperspannung aufrecht.

Basics

Trizeps-Curl

1. Setzen Sie sich auf einen Stuhl: die Füße in hüftweitem Abstand auf dem Boden, der Rücken gerade, die Bauchmuskeln angespannt und das Brustbein angehoben.

2. Halten Sie eine Kurzhantel mit beiden Händen über Ihren Kopf; die Daumen sind um die Hantelstange gelegt, die Gewichtsscheiben ruhen auf den Handflächen.

3. Beugen Sie die Ellbogen und führen Sie die Hantel zum Nacken. Die Oberarme bleiben dabei nah am Kopf.

4. Strecken Sie nun die Arme wieder nach oben, ohne die Ellbogen durchzustrecken – die Oberarme weichen nicht zur Seite aus.

Beugen und strecken Sie die Arme so langsam in einem flüssigen Bewegungsablauf.

A 15- bis 20-mal, 1 bis 2 Sätze

F 20- bis 25-mal, 2 bis 3 Sätze

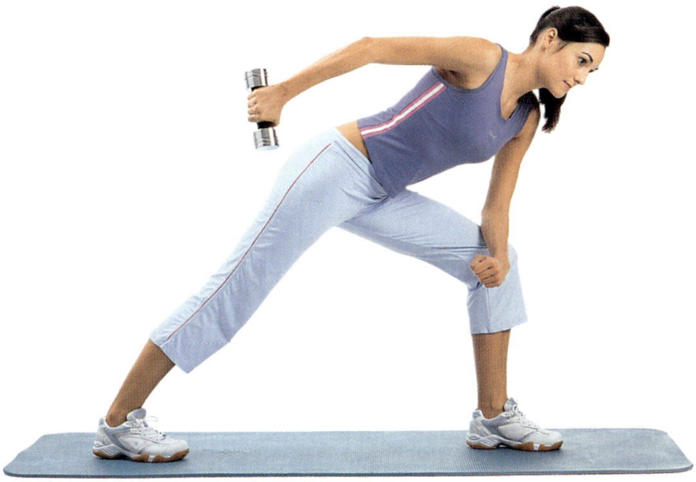

Trizeps liegend

1. Legen Sie sich auf den Rücken, die Beine angewinkelt. Strecken Sie die Arme gerade, aber nicht durchgedrückt nach oben aus, und halten Sie die Hanteln senkrecht über den Schultern. Die Handflächen zeigen zueinander.

2. Führen Sie die Unterarme langsam in einer fließenden Bewegung zum Kopf, bis die Gewichte neben den Ohren sind. Langsam wieder strecken, der Ellbogen bleibt aber leicht angewinkelt.

Wichtig: Wählen Sie kein zu hohes Gewicht, sonst sind Sie gezwungen, die Bewegung abzufälschen. Ein leichtes Gewicht stellt sicher, dass Sie die Übung allein mit dem Trizeps und über den vollen Bewegungsradius ausführen. Senken Sie die Gewichte nur so weit ab, dass der Muskel stets unter Spannung steht.

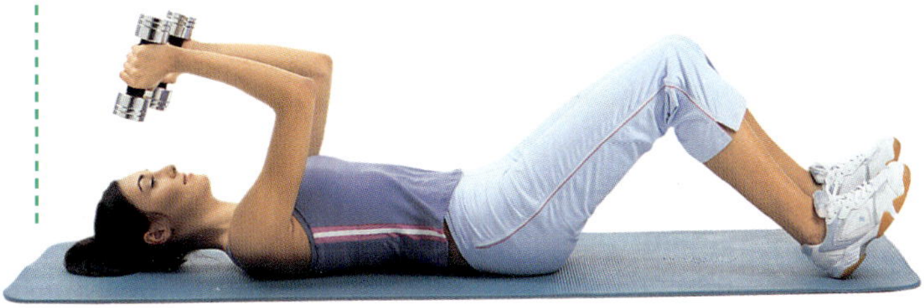

A 15- bis 20-mal, 1 bis 2 Sätze

F 20- bis 25-mal, 2 bis 3 Sätze

Kraftkick

1. Nehmen Sie das Gewicht in die rechte Hand, und machen Sie mit dem linken Bein einen Ausfallschritt nach vorn. Beugen Sie das Knie des Standbeins so weit, bis Sie den linken Unterarm bequem auf den linken Oberschenkel ablegen können.

2. Heben Sie den rechten Ellbogen an, bis der Oberarm parallel zum Boden ist, der Unterarm im 90°-Winkel dazu.

2. Strecken Sie den rechten Unterarm nun so weit wie möglich nach hinten. Kurz halten, dann wieder langsam absenken, bis der Ellbogen angewinkelt ist.

Wichtig: Halten Sie den Oberkörper während der Übung immer gerade und drehen Sie ihn nicht zur Seite. Spannen Sie den Bauch an und ziehen Sie die Schultern bewusst nach hinten-unten, das sorgt für einen geraden Rücken.

A 12- bis 15-mal pro Seite, 1 bis 2 Sätze

F 15- bis 20-mal pro Seite, 2 bis 3 Sätze

Für Fortgeschrittene

Schluss mit den Hängepartien

Keine Angst: Auch hier entstehen keine dicken Kraftpakete! Im Gegenteil. Wenn Sie bei Ihrem regelmäßigen Krafttraining weniger auf das Gewicht, sondern mehr auf die richtige Wiederholungszahl setzen, können Sie Ihre weiblichen Problemzonen gezielt modellieren. Es ist die effektivste Art, Muskeln auf- und Fett abzubauen und den Körper insgesamt zu straffen. Nebenbei unterstützen gut durchtrainierte Arme Sie beim Training der anderen Muskeln – und sehen einfach besser aus.

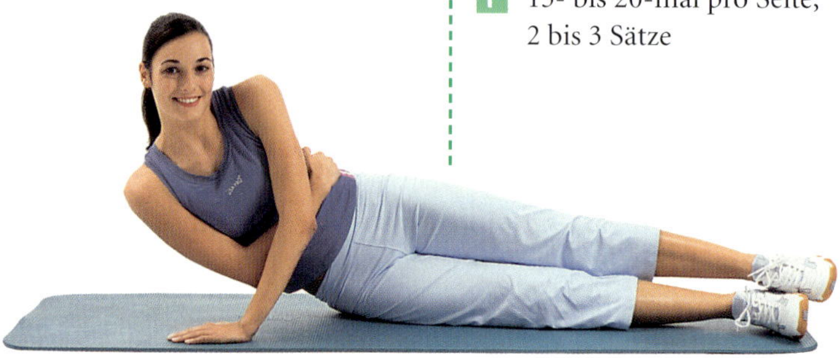

Einarmiger Liegestütz

1. In Seitlage legen Sie den unteren Arm um den Bauch, den oberen stützen Sie vor dem Körper unterhalb des Brustkorbs auf. Der Rücken bleibt gerade, die Taille stabil und die Schultern werden zurückgezogen.
2. Drücken Sie den oberen Arm im Ellbogengelenk fast durch, sodass sich Ihr Oberkörper seitlich aufrichtet.
3. Senken Sie ihn langsam wieder ab, aber nicht ganz – die Spannung im Oberarm muss bestehen bleiben.
4. Dann wieder hochdrücken. Und nach dem Satz die Seite wechseln.

A 12- bis 15-mal pro Seite, 1 bis 2 Sätze
F 15- bis 20-mal pro Seite, 2 bis 3 Sätze

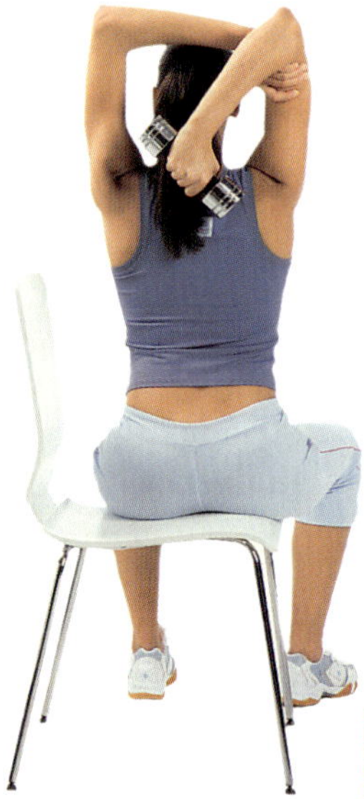

Trizepsstreckung hinter dem Kopf

1. Sie sitzen auf einem Stuhl oder stehen in einem leichten Ausfallschritt. Der Po ist angespannt und der Bauchnabel nach innen gezogen.
2. In der rechten Hand halten Sie eine Kurzhantel auf Nackenhöhe, der Ellbogen zeigt spitz nach oben. Mit dem linken Arm können Sie den belasteten Oberarm in seiner Position stützen.
3. Atmen Sie aus, drücken Sie das Gewicht mit geradem Handgelenk auf Armlänge hoch – und senken Sie an-

schließend die Hantel wieder ab. Nach jedem Satz wechseln Sie den Arm.

Wichtig: Strecken Sie den Arm nicht durch! Generell gilt: Führen Sie die Bewegungen nie zu weit aus, sonst überstrecken Sie die Gelenke. Folge: Die Muskelspannung geht flöten und Ihre Knochen, Bänder und Sehnen werden übermäßig belastet.

A 12- bis 15-mal pro Seite, 1 bis 2 Sätze
F 15- bis 20-mal pro Seite, 2 bis 3 Sätze

Stuhl-Dips

1. Stellen Sie sich mit dem Rücken vor einen stabilen Stuhl oder Tisch. Stützen Sie sich mit nach vorn zeigenden Händen rücklings auf der Sitzfläche ab. Sollte es im Handgelenk zwicken, stützen Sie sich stattdessen auf den Fäusten ab.

2. Die Beine sind leicht gebeugt vor Ihnen mit den Fersen auf dem Boden aufgestellt, Ihr Rücken ist gerade. Ziehen Sie zusätzlich die Schulterblätter zusammen, um Ihren Oberkörper weiter zu stabilisieren.

3. Beugen Sie jetzt die Ellbogen, bis die Ober- und Unterarme etwa einen 90°-Winkel bilden. Während Sie den Oberkörper so senken, bleibt das Gesäß möglichst nahe am Stuhl.

4. Kommen Sie langsam wieder nach oben. In der Endposition sollten die Arme fast gestreckt, die Ellbogen jedoch nicht durchgedrückt sein.

Wichtig: Nur die Arme bewegen sich, der Rest des Körpers dient als Gewicht. Zählen Sie während der Aufwärtsbewegung bis zwei und bei der Abwärtsbewegung bis vier, um ein optimales Bewegungstempo zu garantieren.

A 10- bis 12-mal pro Seite, 1 bis 2 Sätze
F 12- bis 15-mal pro Seite, 2 bis 3 Sätze

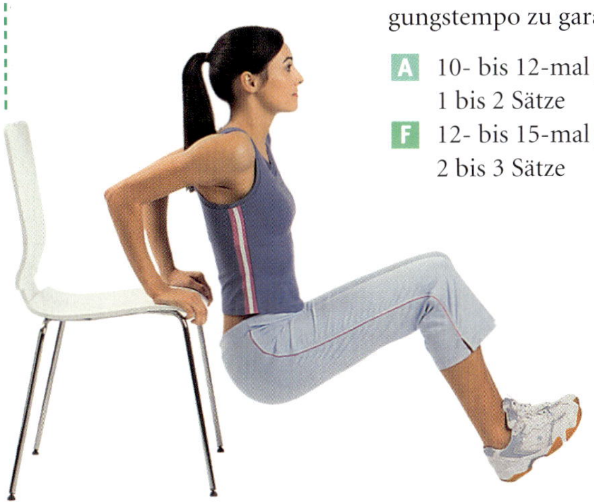

tipp:

TIEF ATMEN!

Damit alle Organe stets mit frischem Sauerstoff versorgt werden: Immer tief ins Zwerchfell atmen!

➤ Kontrollübung: Auf den Rücken legen, Hände auf den Bauch, tief einatmen – dabei wölbt er sich. Langsam ausatmen – dabei senkt er sich.

➤ Auch in die Flanken atmen: Tief einatmen! Arm über den Kopf führen, zur Seite ziehen, ausatmen. Je Seite zehnmal wiederholen.

Schöne straffe Beine

Endlich wieder Mini tragen ...

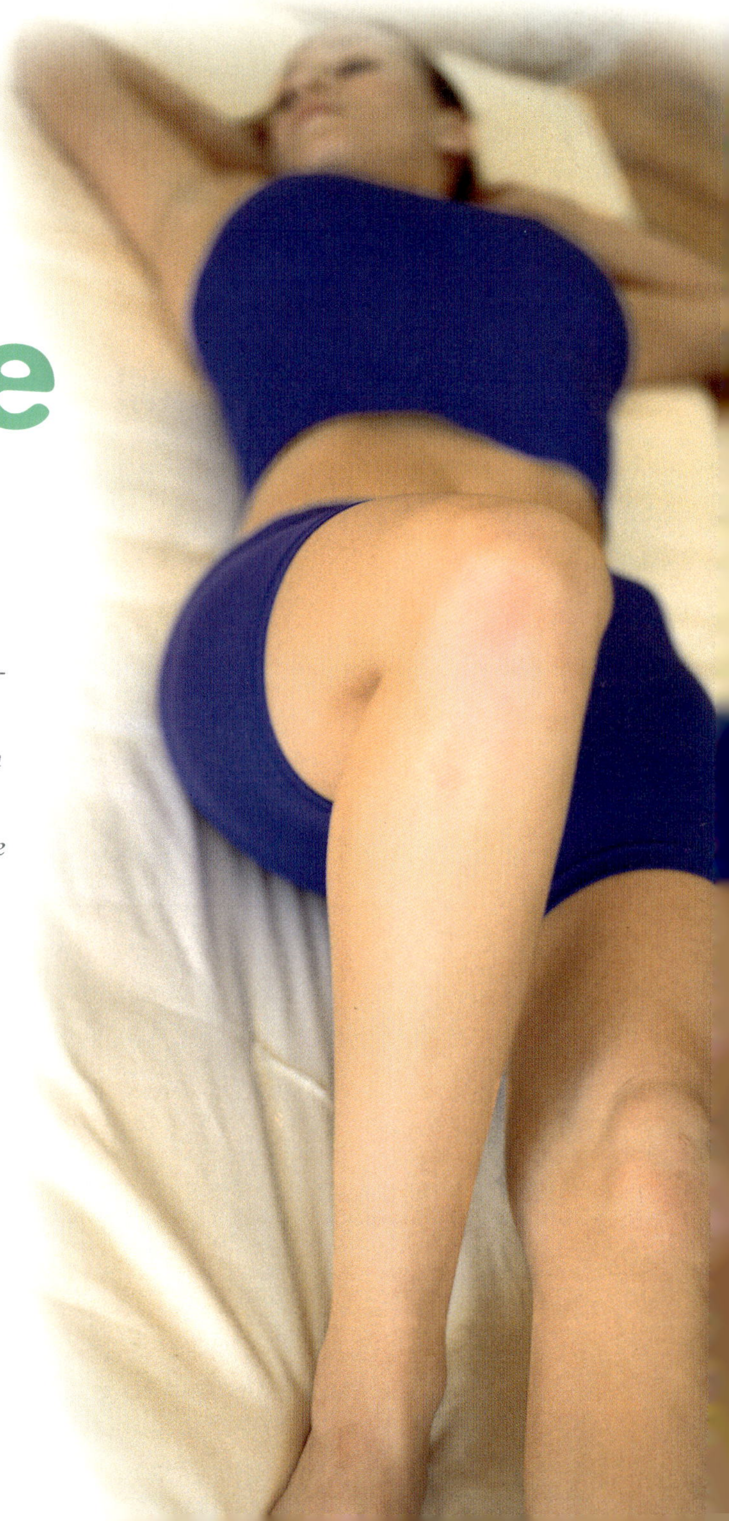

Männer halten sie für erotische Schrittmacher. Doch kaum eine Frau ist mit ihren Beinen zufrieden. Nadja Auermanns 1,21 Meter lange »Wunderwaffe« ist ein seltener Glücksfall. 80 Prozent aller Frauen bemängeln Reiterhosen, Knubbelknie und Cellulite. Dagegen lässt sich einiges tun – mit gezieltem Training.

Doofe Dellen

An Cellulite kommt fast keine Frau vorbei

Wir drücken und kneifen unsere Schenkel, drehen und wenden uns vor dem Spiegel auf der Suche nach den ersten Dellen. Sind sie da, befällt uns Panik. Was tun?

Typisch weiblich

Ursache für die Dellen ist das weichere weibliche Bindegewebe. Während beim Mann die Fasern scherengitterartig überkreuzt sind und kleinere Fettzellen umschließen, sind »weibliche« Fasern parallel und um größere Fettkammern angeordnet. Das macht das Gewebe dehnbarer, was in der Schwangerschaft nötig ist. Leider können sich auch Fett und Wasser großzügig einlagern. Je mehr weibliche Geschlechtshormone (Östrogen und Gestagen) der Körper produziert, desto mehr von beidem wird gespeichert. Die Folge ist eine Hautoberfläche, die an eine Orangenschale erinnert.

Dünne kriegen's auch

Generell begünstigt Übergewicht Cellulite. Aber auch schlanke Frauen werden nicht verschont. Schwangerschaft, Anti-Baby-Pille, Lymphstauungen, eine träge Verdauung oder mangelnde Nierenfunktion sind cellulitefördernde Faktoren. Ständiger Stress, wenig Schlaf, zu viel Alkohol und vor allem starkes Rauchen unterstützen auch bei schlanken Frauen die Bildung von Cellulite.

Das hilft wirklich!

Eine ausgewogene Ernährung in Verbindung mit gezieltem Muskeltraining kann die Dellen ausbügeln. Eine trainierte Muskulatur ist besser durchblutet. Der aktivierte Stoffwechsel kann Schlacken effektiver abtransportieren. Durch den höheren Energieverbrauch wird außerdem Fett genau an den richtigen Stellen abgebaut. Die Muskeln bekommen mehr Volumen – wiederum auf Kosten der Fettzellen. Fazit: Das Gewebe wird von innen gefestigt und fühlt sich deshalb nicht nur straffer an, sondern sieht auch so aus.

info:

Der Kneiftest beweist es

Ist es schon Cellulite oder noch nicht? Wenn Sie am Oberschenkel ein Stück Haut zusammendrücken, sieht das gequetschte Gewebe aus wie die Schale einer Orange. Das ist noch keine Cellulite, sondern die typische Struktur des weiblichen Bindegewebes, die unter Druck sichtbar wird. Von Cellulite spricht man erst, wenn die Haut ohne Dazutun im Stehen Dellen und Wölbungen aufweist. Zeigen sich diese sogar im Liegen, handelt es sich um ein bereits fortgeschrittenes Stadium.

Stretching
Warm-up and Cool-down

Fürs Bauchtraining ist Stretching nicht nötig. Ansonsten aber sollte man niemals mit kalten Muskeln trainieren. (Ein Auto fährt man ja auch nicht bei kaltem Motor mit Vollgas.) Muskelkater, winzige Faserrisse, Zerrungen und auf Dauer sogar Gelenkschäden sind bei ständigem »Kaltstart« vorprogrammiert. *Stretching ist ein Muss vor dem Training!*
Und als Cool-down danach hilft es den Muskeln, sich schneller zu entspannen und zu ihrer ursprünglichen Länge zurückzufinden.

Aufwärmen mit Spaß

Warm-up-Varianten für Power-Typen, denen stretchen zu lahm ist:

- Tanzen Sie sich warm zu fetziger Musik.
- Auf der Stelle so lange joggen oder hüpfen, bis Sie ins Schwitzen kommen.

Für die Dehnung der Oberschenkelvorderseite

- Im Stehen das rechte Bein anwinkeln, mit der rechten Hand das Fußgelenk umfassen und die Ferse möglichst eng an den Po ziehen. Die Spannung muss im vorderen Oberschenkel spürbar sein.

🕒 10 Sekunden halten.
Beine wechseln.

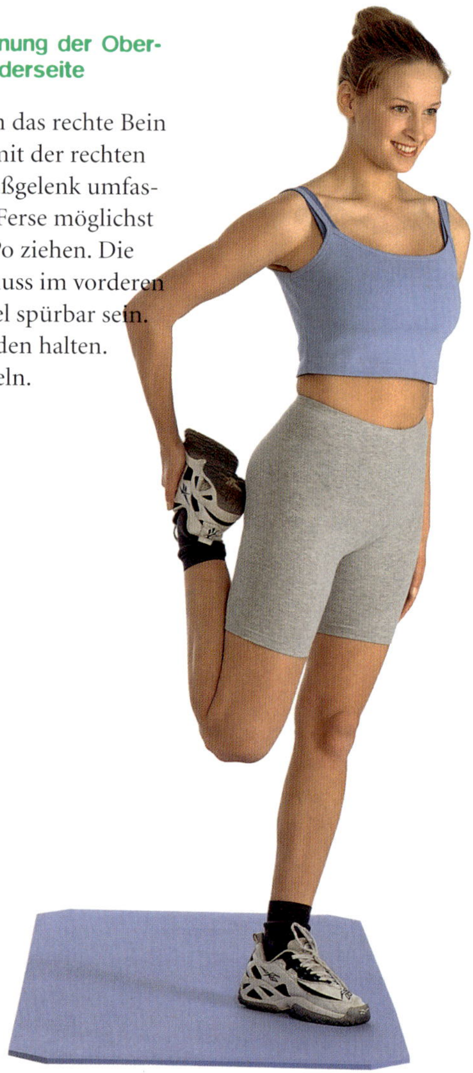

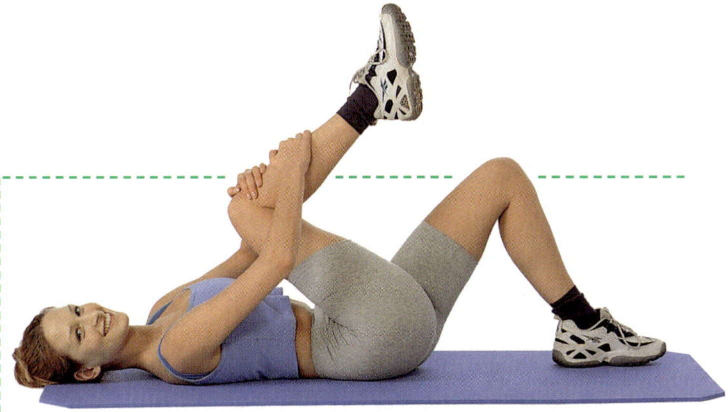

Für die Dehnung der Rückseite von Hüfte und Beinen

1. Knien Sie sich hin, am besten auf ein Handtuch oder eine Gymnastikmatte. Ein Bein nach vorn strecken, den Fuß auf der Ferse aufsetzen. Das Knie ist nicht ganz durchgestreckt.
2. Stützen Sie sich mit beiden Händen auf dem Oberschenkel des ausgestreckten Beines auf, und schieben Sie den Po so weit nach hinten, bis Sie eine deutliche Dehnung verspüren.
Der Oberkörper bleibt gerade, der Nacken lang.
◷ 10 Sekunden halten, dann die andere Seite dehnen.

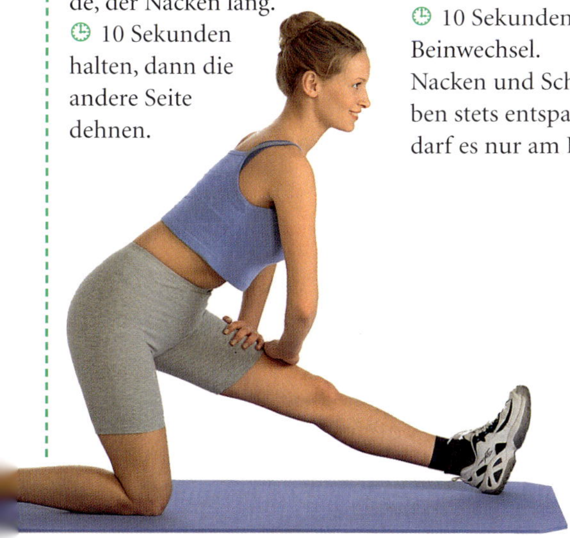

Für die Dehnung der Po-Muskulatur

1. Rückenlage. Die Knie anwinkeln, die Füße flach auf den Boden stellen.
2. Mit beiden Händen das rechte Knie umfassen und in Richtung linke Schulter drücken.
◷ 10 Sekunden halten. Dann Beinwechsel.
Nacken und Schultern bleiben stets entspannt. Ziehen darf es nur am Po.

info:

DER BAUCH ATMET MIT

Die tiefe Bauchatmung ist beim Sport die beste Technik. (Einzige Ausnahme bildet das Bauchtraining, Seite 28). Wer tief in den Bauch atmet, gibt seinen Lungen viel Raum. So kann reichlich frischer Sauerstoff hineingepumpt und verbrauchter abtransportiert werden. Das bringt dem Körper neue Energien und Entspannung.

- Üben Sie die Bauchatmung im Liegen: Erleben Sie bewusst, wie Ihr Bauch sich beim Einatmen nach außen wölbt und beim Ausatmen wieder entspannt. Atmen Sie durch die Nase ein, und lassen Sie dann die Luft hörbar durch den Mund ausströmen.

Die Oberschenkel

Übungen für Außen- und Innenseite

Die Beinmuskulatur an der Außenseite des Oberschenkels, wo sich das »Reithosenfett« ansammelt, nennt man in der Fachsprache Abduktoren. Die Gegenspieler an der Innenseite sind die Adduktoren. Diese Muskelgruppe gut zu trainieren, ist besonders für Frauen wichtig, weil die Oberschenkelinnenseite leicht schlaff wird. Lassen Sie diese Übung deshalb keinesfalls aus, auch wenn sie anfangs schwer fällt.

Richtig üben

🕒 Beginnen Sie pro Seite mit **12 Wiederholungen, 2 Sätzen.**

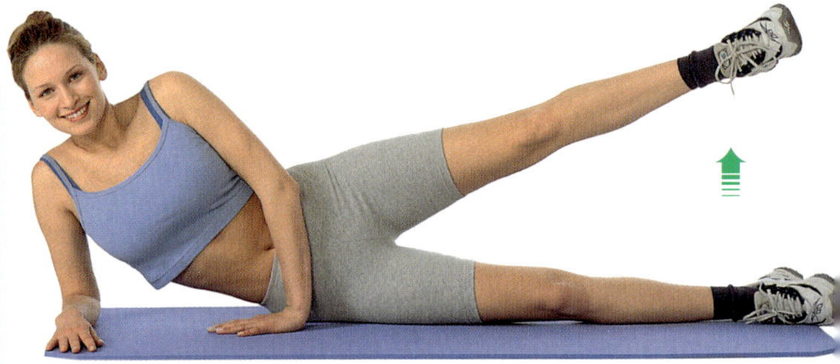

Für die Abduktoren

1. Legen Sie sich seitlich auf den Boden, und stützen Sie den Unterarm auf. Den anderen Arm mit der Handfläche quer zum Körper abstützen.

2. Das rechte Bein so hoch wie möglich zur Seite heben, mit leicht angewinkeltem Fuß. Wieder senken.

🕒 Seitenwechsel nach dem ersten Satz.

● Wer will, kann die Abduktorenübung auch im Stehen durchführen. Zur besseren Balance mit der Hand an einer Wand abstützen. Beide Knie zeigen immer nach vorn.

tipp:

TRAINIEREN NACH MASS

- Machen Sie die Bewegungen möglichst langsam und konzentriert. Nur dann stellt sich auch der Erfolg ein.
- Überfordern Sie sich am Anfang nicht. Der Körper gibt Ihnen deutliche Signale. Zu viel, zu häufiges und zu schnelles Training führt allerhöchstens zu Verletzungen.
- Der Rücken bleibt bei den Beinübungen gerade, die Bauchmuskeln angespannt.
- Atmen nicht vergessen. Während der Anspannung aus-, beim Entspannen einatmen.

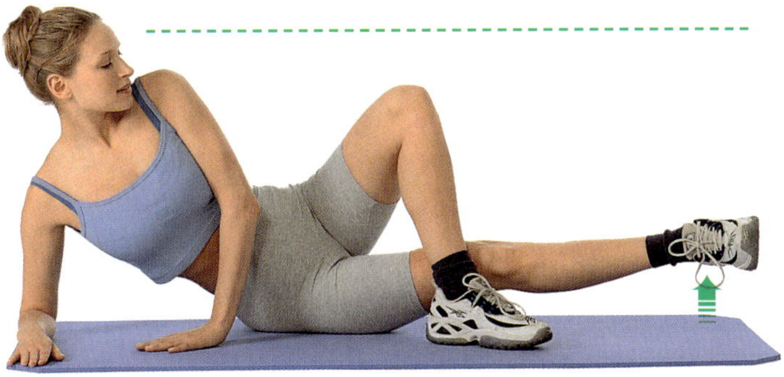

Achten Sie bei allen drei Übungen darauf, dass Sie wirklich genau auf der Seite liegen und Ihr Gewicht weder nach vorn noch nach hinten verlagern.

Für die Adduktoren

1. Ihre Position bleibt dieselbe wie bei der Abduktorenübung.
Nur stellen Sie nun das obere Bein vor dem Oberschenkel des unteren Beines auf.
2. Das untere gestreckte Bein langsam heben und senken.

Ein Ball als Hilfsmittel

1. Sie befinden sich wieder in Seitenlage. Der Kopf liegt auf dem unteren Arm. Mit der Handfläche des anderen Arms wieder vor dem Körper abstützen.
Das obere Bein liegt leicht gebeugt in Kniehöhe auf einem mittelgroßen Ball.
Das untere Bein ist ausgestreckt.
2. Dieses Bein gleichmäßig heben und senken, aber nicht ablegen.
Wichtig ist, dass Sie während der Bewegung mit der Hüfte nicht nach vorn einknicken.

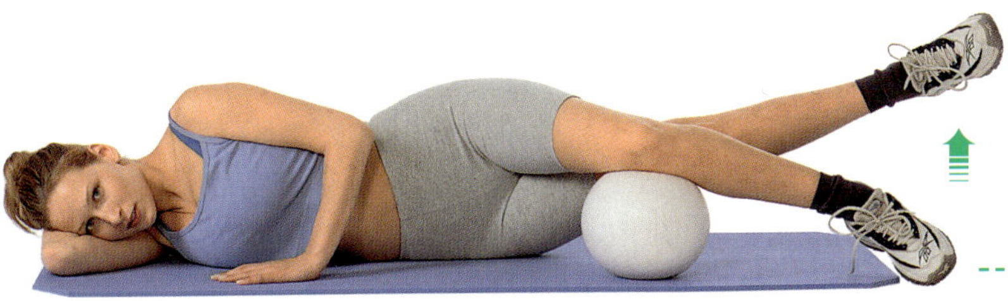

Die Oberschenkel

Übungen für Vorder- und Rückseite

Der vordere Oberschenkelmuskel (Beinstrecker) besteht aus vier Anteilen. Er gehört zu den meistbelasteten Muskeln unseres Körpers und ist daher auch am kräftigsten. Wir beanspruchen ihn ständig, egal ob wir stehen, gehen, laufen oder uns bücken. Sein Gegenspieler auf der Rückseite des Oberschenkels ist der Beinbeuger, im Fachjargon als Hamstrings bezeichnet. Er ist in der Regel weniger gut ausgebildet.

Richtig üben

Deshalb beim Training zuerst die Rückseite trainieren, dann vorn.
Anfangs jede Übung pro Seite 12-mal wiederholen, 2 Sätze.

Für die Rückseite

1. Sie stehen auf dem rechten Bein, das Knie ist leicht gebeugt. Das linke Bein so nach hinten ausstrecken, dass die Fußspitze den Boden berührt.

2. Den Unterschenkel des linken Beines langsam nach oben ziehen, bis Sie die Spannung im Oberschenkel deutlich spüren. Wieder senken. Fällt es Ihnen schwer, in Balance zu bleiben, halten Sie sich mit den Händen an einer Stuhllehne fest.

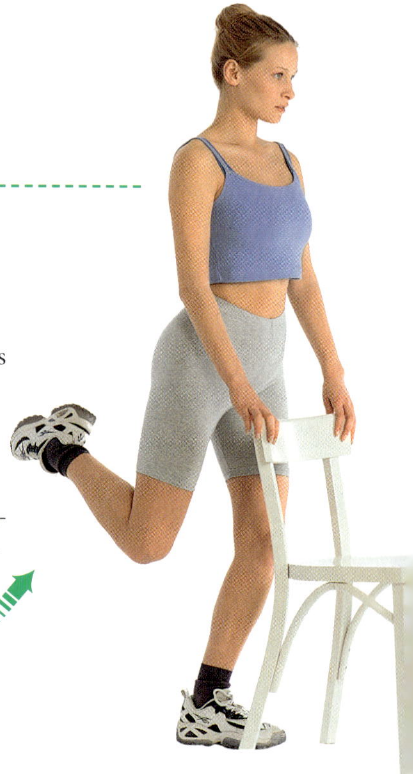

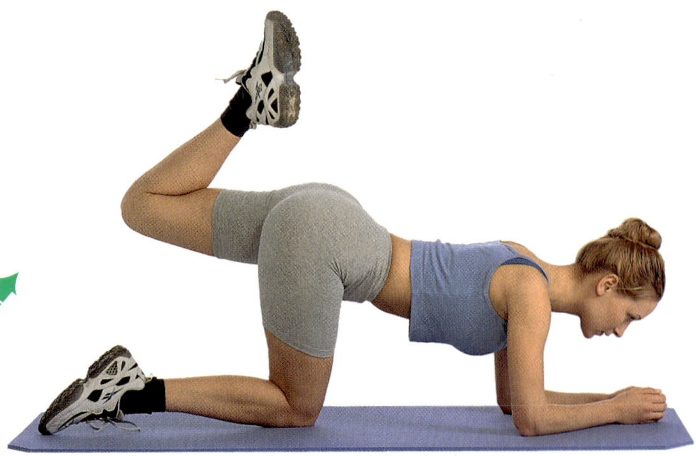

tipp:

So machen Sie eine gute Figur

Beim Gehen, Stehen und Sitzen auf die Haltung zu achten, lohnt sich schon allein wegen der Figur. Eine gute Körperhaltung lässt den Bauch flacher erscheinen, hebt den Busen und richtet zur vollen Größe auf. Deshalb: Kopf hoch (aber Kinn senken), Brust raus. Die Wirbelsäule strecken, die Schultern locker fallen lassen. Po-Muskeln und Becken entspannen. Das mildert das Hohlkreuz. Für einen attraktiven, lockeren Gang im Becken entspannt bleiben, die Füße gut abrollen und leicht nachfedern.

- Die beste Übung zur Festigung des Busens und der Schultermuskulatur: In Gebetshaltung die Handflächen vor der Brust fest gegeneinander pressen. Langsam bis acht zählen, lockerlassen. Mindestens achtmal täglich.

Hamstrings im Kniestand

1. Auf den Boden knien. Die Unterarme parallel nach vorn abstützen. Ein Bein nach hinten ausstrecken, dabei muss die Fußspitze nach unten zeigen.

2. Den Unterschenkel des ausgestreckten Beins langsam zum Po ziehen und wieder zurück. Nicht ablegen. Wichtig ist, dass die Hüften parallel zum Boden bleiben, während Nacken, Rücken und Bein eine Linie bilden.

Hamstrings im Liegen

1. Legen Sie sich auf den Rücken. Die angewinkelten Beine werden auf den Fersen am Boden aufgesetzt. Achten Sie darauf, dass Arme und Nacken während der gesamten Übung entspannt sind.

2. Heben Sie das Becken so weit an, bis Sie die Spannung in der hinteren Oberschenkelmuskulatur deutlich spüren.

◷ 10 Sekunden halten, dann im gleichen, langsamen Rhythmus wieder senken.

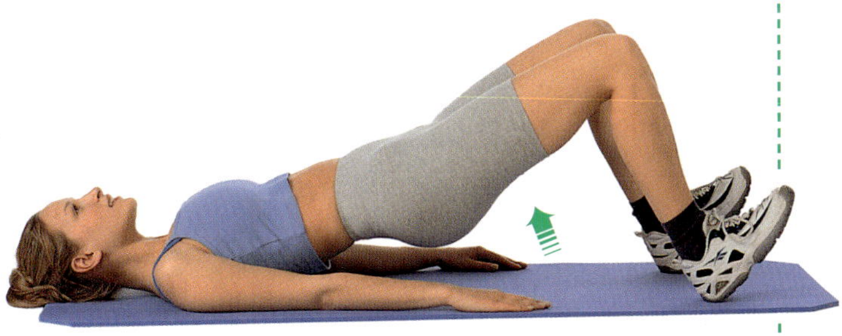

Für die Vorderseite

1. Im Sitzen mit den Händen nach hinten auf dem Boden abstützen. Die Füße werden aufgestellt.
2. Strecken Sie jeweils im Wechsel ein Bein nach vorn aus. Die beiden Knie befinden sich dabei auf gleicher Höhe.
Denken Sie daran, dass der Rücken immer gerade bleibt.
⏱ Pro Seite 20-mal.

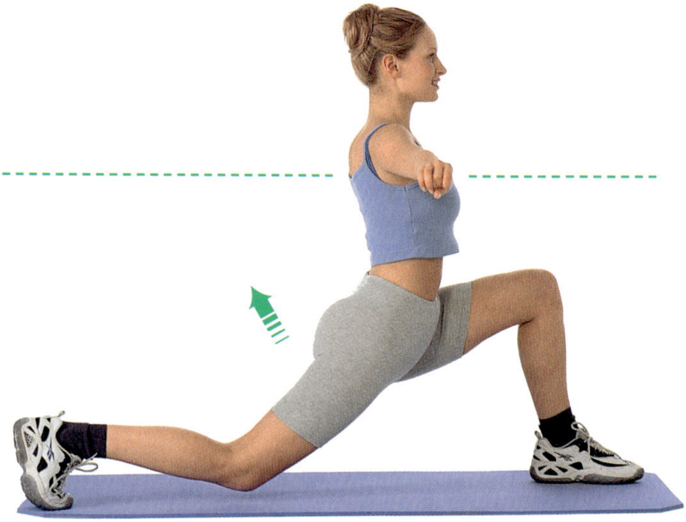

Ausfallschritt nach vorn

1. Im Stehen: Aufrechte Haltung mit geschlossenen Füßen. Die Arme in Schulterhöhe seitlich ausstrecken für eine bessere Balance. Mit dem rechten Bein einen großen Schritt nach hinten machen.
2. Das hintere Bein weiter zurückschieben, bis das vordere Bein im Winkel von 90° gebeugt ist. Das hintere Knie berührt fast den Boden.
3. Langsam auf den vorderen Fuß aufrichten, bis das hintere Bein fast gestreckt ist; dann das vordere Knie wieder beugen und damit das hintere zum Boden senken. Der Oberkörper bleibt stets gerade. Das gebeugte Knie darf sich nicht über die Fußspitze schieben.

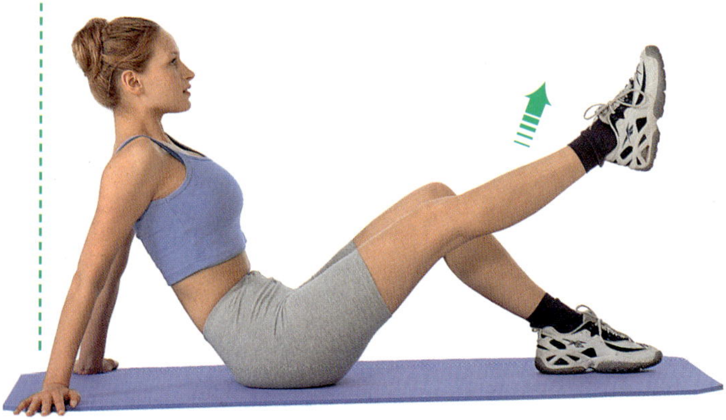

Kniebeugen mit Besenstiel

1. Stellen Sie sich aufrecht hin, die Füße schulterbreit. Den Besenstiel mit beiden Händen seitlich fassen, hinter dem Nacken in Schulterhöhe halten.
Den Oberkörper leicht nach vorn neigen, der Rücken bleibt jedoch gerade.

2. Langsam den Po über die Fersen nach unten senken, als wollten Sie sich auf einen Stuhl setzen – so weit es geht.
3. Dann wieder zurück in die Grundstellung.

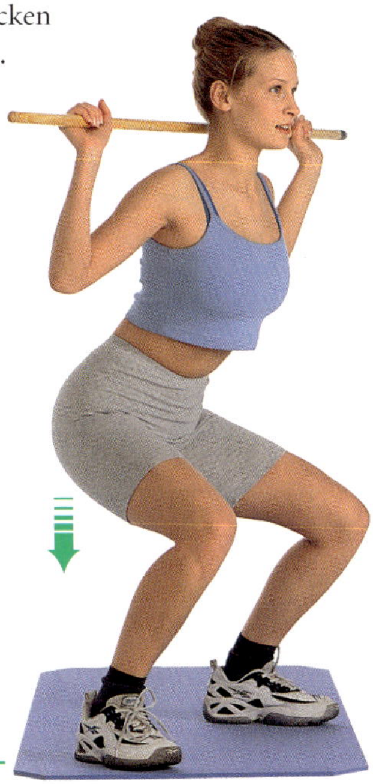

info:

3-Punkte-Konzept für schöne Beine

- Tägliche Rollmassage wirkt gegen Cellulite: Mit beiden Händen ein Stück Haut zwischen Daumen und Zeigefinger leicht zusammendrücken und etwa einen Zentimeter weiter nach oben schieben. Die nächste Partie fassen, bis der gesamte Oberschenkel von den Knien aufwärts durchgewalkt ist.
- Tiefenwirksame Spezialcremes für die Beine helfen, Zellstoffwechsel und Lymphfluss zu aktivieren, und regen die Durchblutung an. Zu den »beinfreundlichen« Wirkstoffen gehören Efeu, Rosskastanie, Ruskus, Coffein, Guarana, Ginkgo, Silicium.
- Sauna und Dampfbad: Schlankschwitzen kann man sich nicht, doch der Wechsel von warm und kalt wirkt sich positiv auf cellulitisches Gewebe aus. Die verstärkte Durchblutung sorgt für einen besseren Stoffwechsel im Gewebe. Über die Poren werden vermehrt Schlackenstoffe ausgeschieden.

Beintraining mit dem Gummiband

Rubber- oder Physioband nennen sich (je nach Hersteller) die Gummibänder, die den Muskeln gehörig einheizen. Die Stretchbänder gibt es inzwischen in vielen Sportgeschäften in unterschiedlichen Stärken und Längen, sogar von der Rolle, zu kaufen.

Steigert den Effekt

Trainiert wird gegen den Widerstand des Gummis. Das erschwert die Übungen und steigert die Effektivität.

Richtig üben

1. Die Übungen sind als Alternative zu den anderen Beinübungen gedacht – für alle, die lieber mit »Gerät« trainieren.
2. Das Gummiband so anlegen, dass es von vornherein leicht gespannt ist.

Kein Grund zu verzweifeln, wenn Sie am Anfang nicht die vorgeschlagene Anzahl Wiederholungen erreichen. Bleiben Sie dran! Schon nach wenigen Wochen klappt es – und an der Figur sieht man es auch.

12 Wiederholungen, 2 Sätze
pro Seite zum Start.

Langsam steigern – mit der passenden Gummistärke

- Anfänger beginnen mit einem leichten Rubberband. Trainieren Sie mindestens 2-mal pro Woche damit. Hat sich Ihr Fitnesslevel gesteigert, erhöhen Sie die Übungsanzahl auf 3 Sätze à 12 bis 20 Wiederholungen.

- Fortgeschrittene starten auch mit dem leichten Band: 2 Sätze à 20 Wiederholungen. Steigern auf 3 Sätze à 24 Wiederholungen.
Dann ein Gummiband mit höherem Widerstand benutzen.

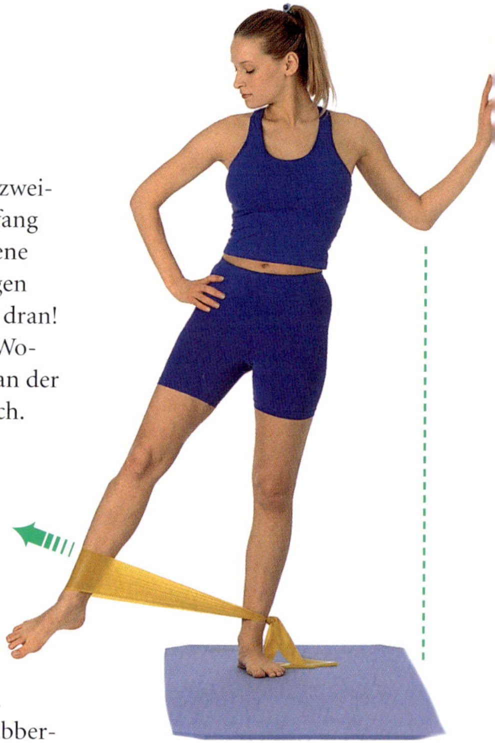

Sidelift für außen

Entspricht der Abduktorenübung auf Seite 48.
1. Stellen Sie sich hüftbreit hin, die leicht gebeugten Knie weisen geradeaus. Zur besseren Balance stützen Sie sich mit der linken Hand gegen eine Wand.
2. Legen Sie das an den Enden zusammengeknotete Gummiband um die Fesseln. Ziehen Sie gegen den Widerstand das Bein zur Seite.

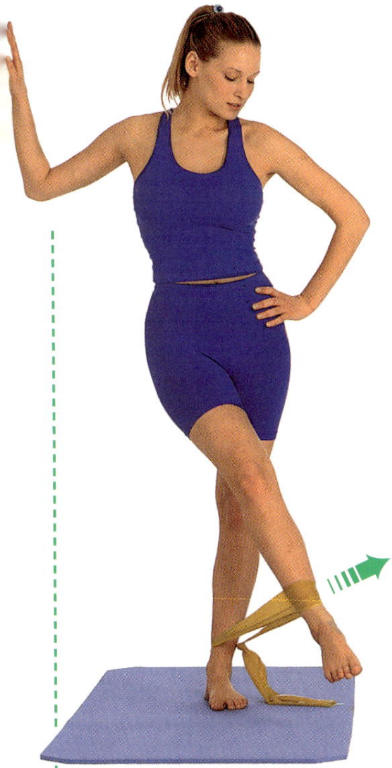

Sidelift für innen

Entspricht der Adduktorenübung auf Seite 49.

1. Um die Oberschenkelinnenseite (Adduktoren) zu trainieren, behalten Sie die Grundstellung bei.

2. Diesmal kreuzt das gestreckte Bein vor dem Körper. Die Ferse gibt die Richtung an, der Fuß ist leicht angewinkelt. Arbeiten Sie wieder gegen den Widerstand des Bandes.

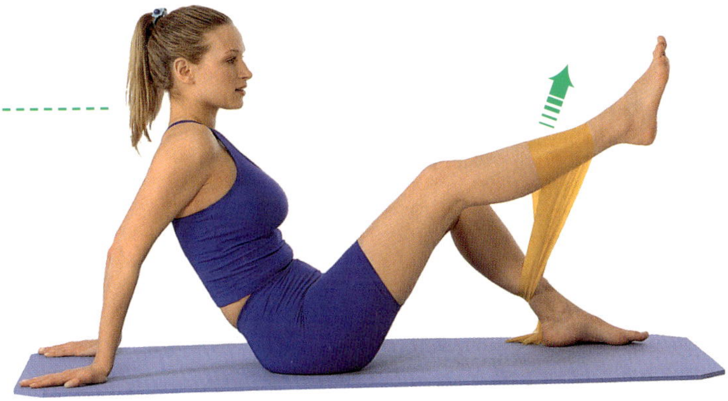

Oberschenkelvorderseite

Entspricht der Übung im Sitzen auf Seite 52.

1. Mit den Händen nach hinten auf dem Boden abstützen. Die Füße aufstellen. Legen Sie das verknotete Gummiband um die Fesseln.

2. Strecken und beugen Sie jeweils ein Bein möglichst langsam und gleichmäßig. Knie bleiben auf gleicher Höhe, Rücken gerade. Das Gummiband muss immer straff gespannt bleiben.

Oberschenkelrückseite

Entspricht der Übung auf Seite 50.

1. Sie stehen aufrecht, Füße hüftbreit, Hände in die Taille gestützt. Das Gummiband wird um die Fesseln gelegt und sollte gespannt sein.

2. Heben Sie den rechten Unterschenkel nach hinten an, bis er parallel zum Boden ist. Wieder senken. Kontrollieren Sie Ihre Haltung am besten frontal im Spiegel: Der angehobene Fuß sollte genau hinter dem Knie verschwinden. So wird das Knie nicht verdreht.

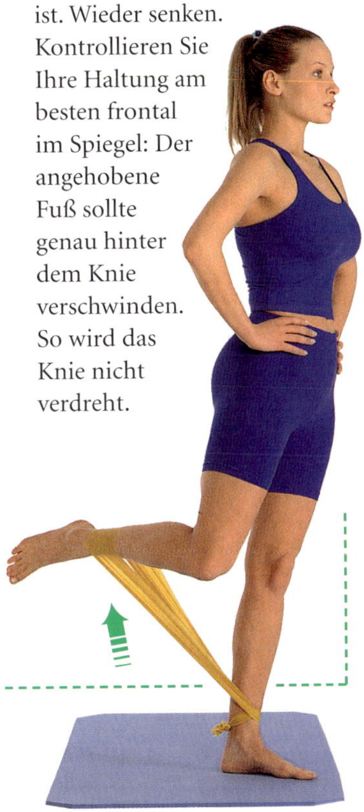

Laufen Sie Ihrem Figurproblem einfach davon!

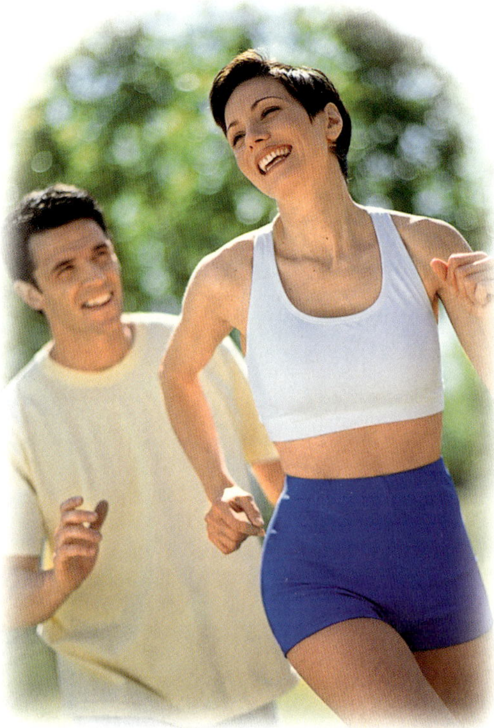

Ideal für die Problemzonen ist Power-Walking: Obwohl lange nicht so schweißtreibend wie Joggen, wirkt es trotzdem viel effektiver.

Um seinen Body nach Maß zu stylen, genügt es nicht, ausschließlich Fatburner-Übungen zu machen. Sie müssen Ihren Fettstoffwechsel durch zusätzliches Ausdauertraining ankurbeln. Ideal sind Laufen, Schwimmen, Radfahren.

»Aerobes« Training

Früher glaubte man, je mehr man sich dabei auspowert, desto mehr Fett wird abgebaut. Falsch! Um Fett zu verbrennen, benötigt der Körper eine ausreichende Menge an Sauerstoff. Die kann er nur bei gemäßigtem Bewegungstempo aufnehmen. Man nennt dies ein aerobes Training (griechisch *aer* = Sauerstoff). Hetzen wir völlig außer Atem die Treppe hoch, ist das zum Beispiel eine anaerobe Belastung. Es kommt im Körper zu Sauerstoffmangel, bei dem nur Kohlenhydrate in Form von Glucose (Traubenzucker) verbraucht werden, aber kein Fett.

Ideal: Power-Walking

Optimal für die Figur ist eine Ausdauersportart, die Kreislauf und Stoffwechsel aktiviert und speziell die Muskulatur an Oberschenkel, Hüfte und Po beansprucht. Power-Walking ist dafür genau das Richtige. Beim schnellen Gehen werden die Problemzonen spürbar stärker strapaziert als beim Joggen, die Gelenke dagegen geschont.

Richtig üben

Das optimale Training für die Figur sollte so aussehen:

- Ein- bis zweimal pro Woche Fatburner-Gymnastik, außerdem **zwei- bis dreimal mindestens 30 Minuten walken** – damit der Körper tatsächlich die Fettreserven angreift und in Muskeln umwandelt.

Die richtige Walking-Technik

- Power-Walking ist schnell gelernt. Man geht in großen, schnellen Schritten. Dabei werden die Füße vollständig von der Ferse bis zu den Zehen abgerollt.
- An der Kopf- und Armhaltung erkennt man den Profi-Walker: Er schwingt bei gebeugten Ellbogen die Arme stärker mit als beim normalen Gehen. Das Kinn ist nicht nach vorn gereckt, sondern leicht zum Brustbein hin gesenkt.

Laufen nach Maß

Wir wissen inzwischen, dass der Körper nur dann Fett abbaut, wenn man im aerobischen Bereich Sport treibt. Aber wie stellt man fest, wann die optimale Belastungsintensität erreicht ist?

- Eine Faustregel heißt: Beim Ausdauertraining muss man sich problemlos unterhalten können, ohne nach Luft japsen zu müssen.

Besser ist es, sich nach der eigenen Herzfrequenz, also dem Pulsschlag zu richten.

- Die einfache Belastungsformel lautet *»220 minus Ihr Alter«*. Das ist Ihre maximale Herzfrequenz (MHF), die Sie beim Ausdauertraining erreichen dürfen. Um nun den Fettstoffwechsel optimal anzukurbeln, dürfen Sie nur *bei etwa 65 Prozent der Maximalfrequenz* trainieren. Allerdings trifft diese Formel nicht immer zu, weil sie die Kondition des einzelnen nicht berücksichtigt.
- Die exakteste Möglichkeit, seinen idealen Pulsschlag zu ermitteln, bietet eine Kontrolluhr am Handgelenk (im Sportgeschäft erhältlich): In einem elastischen Gurt, der beim Training um den Brustkorb gelegt wird, ist ein Sender integriert; er registriert die Signale Ihres Herzens und gibt die Daten an die Kontrolluhr weiter. Sie errechnet Ihren idealen Trainingspuls und zeigt Ihre Herzschläge pro Minute an.

Was braucht man dazu?

Bequeme Fitnessklamotten oder einen Jogginganzug. Wichtig sind gute Laufschuhe mit Fußbett und hochgezogener Sohle. Spezielle Walkingschuhe haben niedrigere, abgeschrägte Absätze, die die Schritte stark abfedern.

info:

BIN ICH ZU DICK?

Umfangmessen deprimiert ebenso wie tägliches Wiegen und sagt wenig über den Körper aus (siehe Seite 77). Wer es genau wissen will: Eine Körperfettanalyse beim Sportarzt oder einem Personal Trainer machen lassen.

Auf einer speziellen Körperfettwaage und durch die Messung der Hautfaltendicke mittels Spezialzange lässt sich der prozentuale Anteil an Körperfett ziemlich genau feststellen und Übergewicht ermitteln.
Frauen dürfen circa 25 Prozent Körperfett haben, Männer etwa 18 Prozent.

Bestform für den Busen

Fester, runder, straffer? Kein Problem!

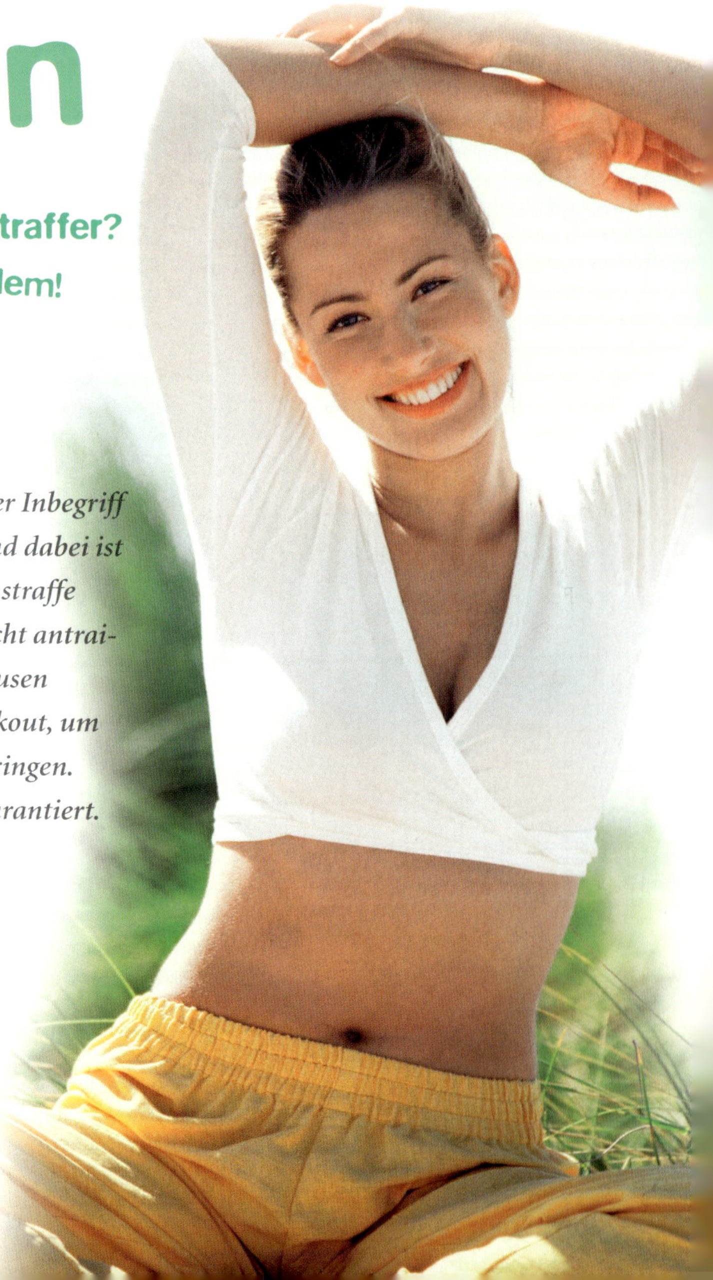

Ein schönes Dekolletee ist der Inbegriff von Weiblichkeit. Entscheidend dabei ist nicht die Größe, sondern eine straffe Form. Und die können Sie leicht antrainieren. Schenken Sie Ihrem Busen regelmäßig ein spezielles Workout, um ihn gekonnt zur Geltung zu bringen. Ihr Wunschdekolletee ist so garantiert.

Brüsten Sie sich!

Eine schöne Brust ist ein echter Blickfang. Männer wollen mit einem kräftigen Brustkorb imponieren und Frauen den Busen dort halten, wo er hingehört. Dabei kommt es nicht auf eine üppige Oberweite an. Jeder Busen ist schön und hat seine Bewunderer. Selbstverständlich können Sie ganz nach Ihrem Gusto noch ein wenig nachhelfen und der Schwerkraft auf Dauer ein Schnippchen schlagen, um das Beste aus Ihrem Busen zu machen.

Halt und Façon

Es gibt einen natürlichen Wonderbra, der ganz ohne zu mogeln den Busen liftet und für ein schönes Dekolletee sorgt: die Brustmuskulatur. Da der Busen selbst vor allem aus Drüsen-, Binde- und Fettgewebe besteht, können nur die darunter liegenden Muskeln trainiert werden. Zwischen Brust- und Achselhöhle können Sie den großen Brustmuskel ertasten.
Die Busenspezialisten sind der große und kleine Brustmuskel im Verbund mit der Schulter- und den oberen Anteilen der Rückenmuskulatur. Wenn diese Muskeln wachsen, wird nicht nur der Busen angehoben, sondern auch Bindegewebe und Dekolletee werden effektiv gestrafft. Und: Das Bodyforming für den Oberkörper schützt gleichzeitig vor lästigen Verspannungen im Nackenbereich.

Straff ohne Stress

Gehen Sie Ihr Workout entspannt an, und freuen Sie sich über das angenehme Gefühl der Spannung in der Brustmuskulatur. Das Busennetzwerk wird Woche für Woche straffer und die gewünschten Effekte werden fühlbar. Nur: Setzen Sie sich nicht mit überzogenen Zielen unter Druck. Betrachten Sie den Sport als Rendezvous mit dem eigenen Körper, bei dem Ihr Wohlbefinden und Spaß an erster Stelle stehen. Legen Sie die persönliche Messlatte nur so hoch, dass Sie gerade rüberkommen. Wenn Sie mit Ihrem Körper zufrieden sind, strahlen Sie das auch aus, und mit dem richtigen Training machen Sie auf jeden Fall eine ausgezeichnete Figur.

tipp:

Das Turbo-Busen & Bauch-Lifting

Die richtige Haltung ist die schnellste Art, den Busen zu heben und den Bauch (optisch) schrumpfen zu lassen:

➤ Gerade hinstellen, das heißt, den Brustkorb weit öffnen, indem Sie die Schultern nach hinten unten und das Kinn leicht Richtung Hals ziehen. Bauch- und Pomuskeln anspannen, Knie locker lassen. An einer imaginären senkrechten Linie ausrichten.

Üben Sie diese Haltung, bis sie Ihnen in Fleisch und Blut übergeht. Nebeneffekt: Wer aufrecht geht, wirkt selbstbewusster.

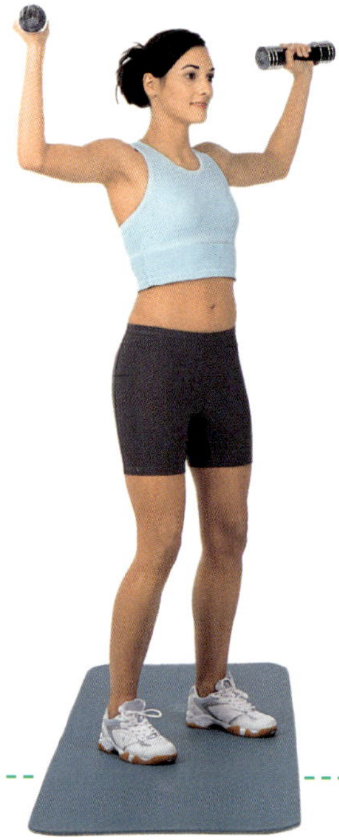

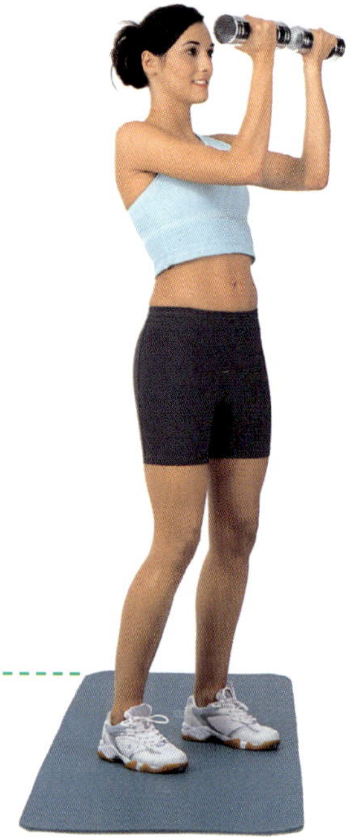

Natürlicher Wonderbra

Mit den richtigen Übungen können Sie die Haltekraft der Busenheber leicht trimmen. Sie machen den Unterschied zwischen Hängebusen und praller Pracht. Ein regelmäßiges Training ist vor allem für Frauen, die etwas üppiger ausgestattet sind, ein Muss.

Basics

Für einen knackigen Busen

Der kleine Brustmuskel ist der wichtige vordere Träger Ihres muskulären Wonderbras. Sein Partner, der große Brustmuskel, bildet ein schützendes Körbchen und stützt die Brust von innen. Zusätzlich sorgen die Stränge der Schultermuskulatur als hinterer Träger für mehr Spannung und fördern so das natürliche Busenlifting. Gemeinsam spielen diese Muskeln eine tragende Rolle und verhindern, dass es mit dem Busen abwärts geht.

Stehende Butterflys

1. Sie stehen aufrecht, die Beine schulterweit gegrätscht. In beiden Händen halten Sie jeweils eine Kurzhantel.
2. Führen Sie die Hanteln seitlich bis auf Schulterhöhe. Heben Sie dann die Oberarme mit gebeugten Ellenbogen in die so genannte U-Halte.
3. Nun führen Sie die Arme in einer Halbkreisbewegung kraftvoll vor dem Körper zusammen. Achten Sie darauf, dass die Arme stets in der Verlängerung der Schultern und die Unterarme weiter angewinkelt bleiben.
4. Kurz bevor die Hanteln vor dem Körper zusammentreffen, spannen Sie die Brustmuskeln noch einmal bewusst an, dann erst führen Sie die Arme in der gleichen Bewegung wieder zurück.

A 12- bis 15-mal, 1 bis 2 Sätze
F 15- bis 25-mal, 2 bis 4 Sätze

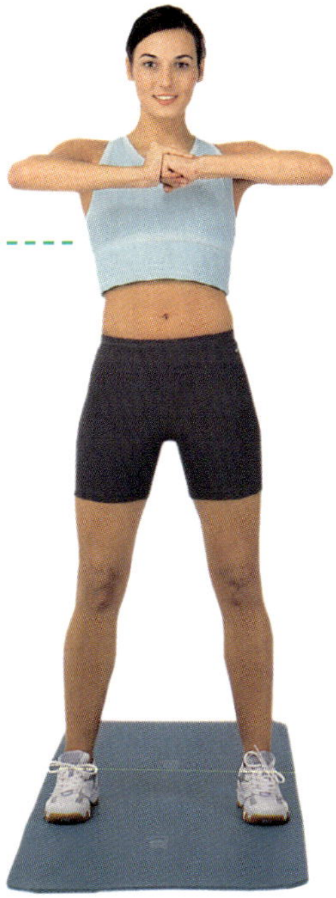

Armdrücken

1. Stellen Sie sich aufrecht hin, mit leicht gebeugten Knien. Heben Sie die angewinkelten Arme in Brusthöhe, die Unterarme parallel zum Boden. Schließen Sie nun eine Hand zur Faust, die andere legen Sie so darüber, dass der Handballen dagegen drücken kann.
2. Die Hände so kräftig wie möglich gegeneinander pressen und die Spannung halten. **Wichtig:** Der Bauch ist dabei angespannt, der Rücken gerade und die Schultern bleiben unten. Atmen Sie regelmäßig weiter.
3. Die Spannung langsam lösen, die Arme ausschütteln und die Seiten wechseln.

A 15- bis 20-mal, 1 bis 2 Sätze
F 20- bis 25-mal, 2 bis 4 Sätze

Körbchenfüller

1. In der Rückenlage stellen Sie die Beine um etwa 90 Grad angewinkelt und hüftbreit auf die Fersen.
2. Nehmen Sie eine Kurzhantel so, dass sich die Hände überkreuzen. Daumen und Zeigefinger umschließen dabei den Griff. In der Ausgangsposition sind die leicht angewinkelten Arme zur Decke gestreckt.
3. Senken Sie die Arme mit dem Einatmen langsam hinter den Kopf ab, bis das Gewicht fast den Boden berührt.
4. Langsam zurückführen und dabei ausatmen.

A 15- bis 20-mal, 1 bis 2 Sätze
F 20- bis 25-mal, 2 bis 4 Sätze

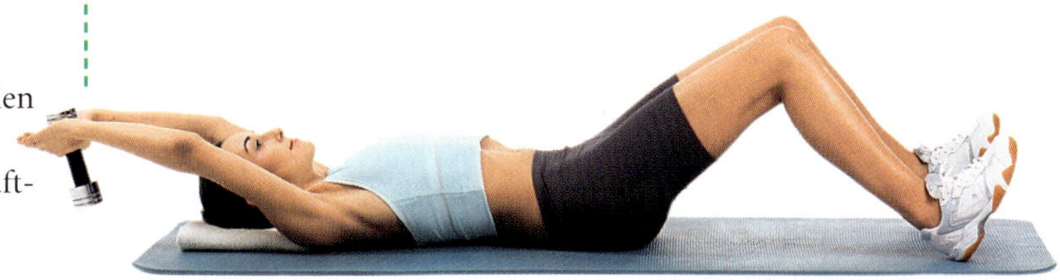

info:

EINE ECHTE STÜTZE

Sport ohne gut sitzenden Spezial-BH nehmen Ihnen Brust und Dekolletee übel. Nicht nur bei großer Oberweite kann es zu Rissen im Bindegewebe kommen. Sport-BHs sorgen dafür, dass die Bewegungen, die sich auf den Busen übertragen, reguliert und abgefangen werden. Leisten Sie sich also einen guten Sport-BH aus atmungsaktivem Material, der nirgends zwickt und Ihnen optimale Bewegungsfreiheit lässt.

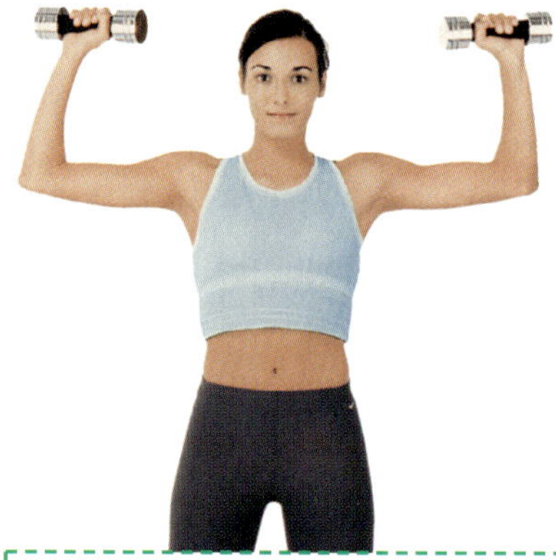

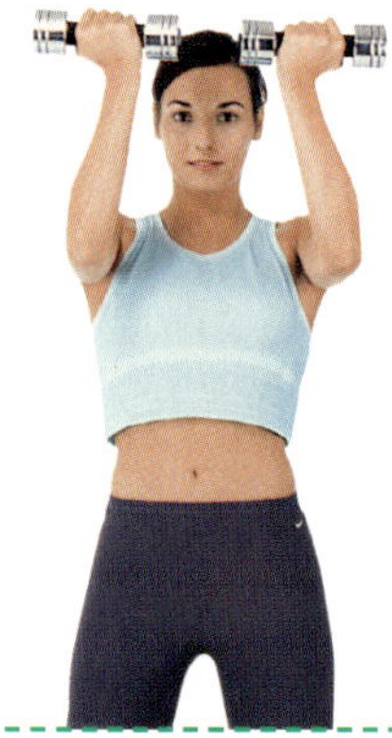

Für Fortgeschrittene

Nicht nur für den Busen

Bei Ihrem Anti-Schwerkraft-Workout geht es nicht nur um »bloße« Schönheit für den Busen. Nebenbei kriegen die Arme und Schultern zusätzlich Kraft, die Sie in Zukunft vor Verspannungen schützen wird.

Brust-Push-up

1. Beginnen Sie die Übung mit den stehenden Butterflys, die Sie bereits als Einstiegsübung kennen gelernt haben: siehe Seite 60, Schritt 1 bis 3.
2. Wenn Sie Ihre Arme im Halbkreis vor den Körper geführt haben, heben Sie die Unterarme langsam und konzentriert weiter nach oben, bis über Schulterhöhe.
3. Spannen Sie die Brustmuskulatur zusätzlich bewusst an und drücken Sie die Innenseite der Arme fest gegeneinander – so trainieren Sie die Brust noch effektiver!
4. Dann erst führen Sie die Arme mit dem gleichen kraftvollen Bewegungsablauf wieder zurück.
Wichtig: Lassen Sie die Ellbogen während der Übung nicht nach unten absinken.

A 10- bis 12-mal, 1 bis 2 Sätze
F 15- bis 20-mal, 2 bis 3 Sätze

Easy-Stütz

Wenn Sie möchten, können Sie bei dieser Übung ein Kissen oder Handtuch als Polster unter Ihre Knie legen.
1. In der Bauchlage winkeln Sie Ihre Beine an, indem Sie die Füße und Unterschenkel vom Boden lösen. Überkreuzen Sie die Sprunggelenke und ziehen Sie die Fersen etwas zum Gesäß heran.
2. Stellen Sie die Hände seitlich in Brusthöhe auf, etwas mehr als schulterbreit auseinander.
3. Drücken Sie sich nun in einer fließenden Bewegung mit den Armen nach oben.
4. Dann beugen Sie die Arme langsam wieder, bis Ihr Oberkörper fast den Boden berührt.
Wichtig: Halten Sie die Rücken- und Bauchmuskeln stets unter Spannung. Ihre Körpermitte darf auf gar keinen Fall durchhängen!

A 10- bis 12-mal, 1 bis 2 Sätze
F 15- bis 20-mal, 2 bis 3 Sätze

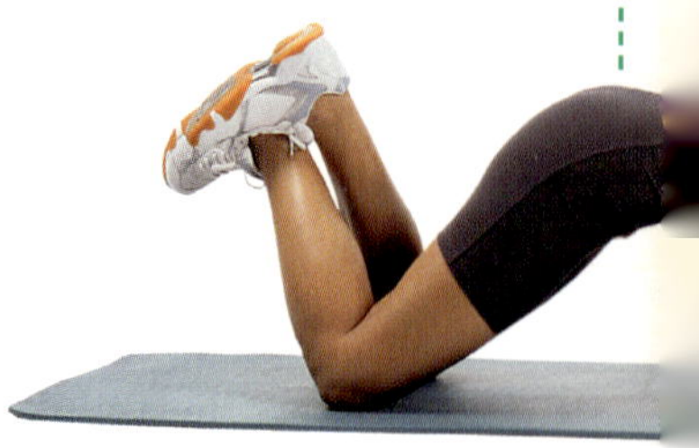

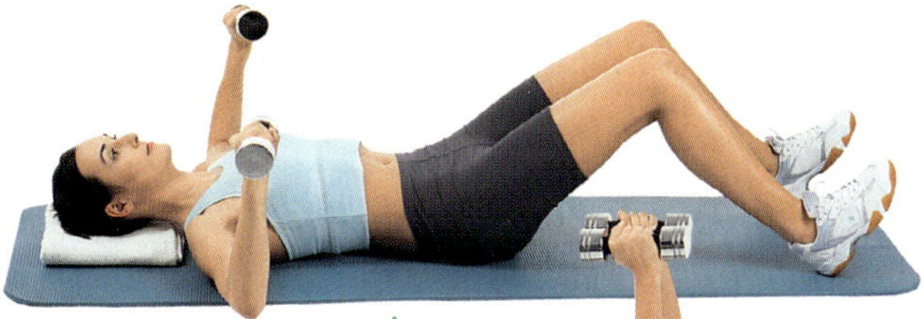

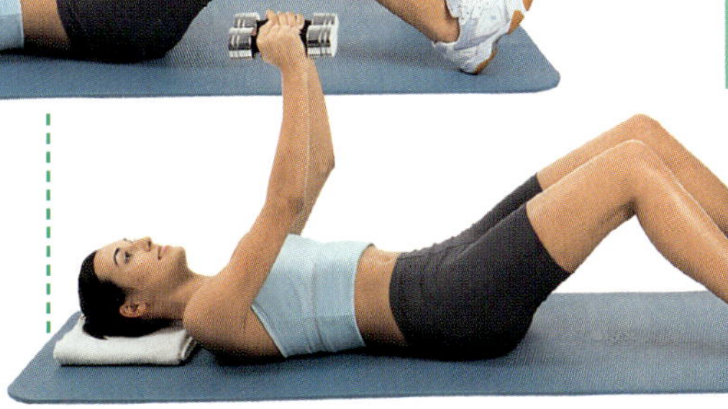

Busen-Lifting

Bei dieser Übung können Sie es sich bequemer machen und Kopf, Nacken und Schultergürtel mit einem Kissen oder einem zusammengerollten Handtuch abstützen.

1. Legen Sie sich auf den Rücken, in jeder Hand eine Kurzhantel, die Beine angewinkelt, die Füße aufgestellt.

2. In der Startposition liegen Ihre Arme seitlich in Verlängerung der Schultern, die Unterarme sind im 90°-Winkel angehoben, Handflächen zeigen nach vorn.

3. Drücken Sie die Gewichte in einem Bogen nach oben und führen Sie sie über der Brustmitte zusammen. Drehen Sie die Handgelenke dabei so, dass am Ende der Bewegung die Handflächen zueinander zeigen. Die Ellbogen bleiben auch in der Endposition leicht gebeugt. Kontrollieren Sie die Bewegung – die Hanteln sollten nicht zusammenstoßen.

4. Senken Sie die Hanteln langsam wieder, und wiederholen Sie die Bewegung.

A 15- bis 20-mal, 1 bis 2 Sätze

F 20- bis 25-mal, 2 bis 3 Sätze

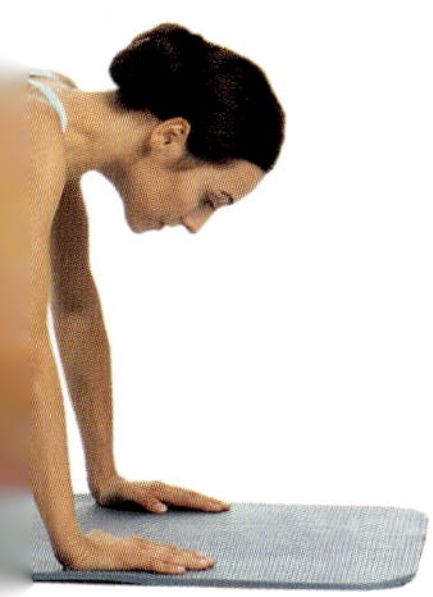

tipp:

BEAUTYTRICKS

Neben regelmäßiger Gymnastik können Sie mit der richtigen Pflege die straffe Form weiter unterstützen.

➤ Die zarte Haut am Busen ist besonders dünn und empfindlich. Sie besitzt nur wenig Talgdrüsen, die sie geschmeidig halten. Daher sollten Sie das Dekolletee regelmäßig mit einem Cremepeeling oder einer weichen Körperbürste behandeln (dabei die Brustwarzen auslassen).

➤ Für Glamoureffekte am Abend sorgen irisierende Puder oder Cremes mit Schimmereffekten. Glänzend in Szene gesetzt, kaschiert das Spiel mit dem Licht kleine Unvollkommenheiten.

➤ Eiskalt erwischt. Auch wenn's am Anfang Überwindung kostet, es wirkt garantiert: eine kurze Abreibung von ein bis zwei Minuten mit einer Hand voll Eiswürfel. Anschließend wird der Busen super durchblutet und sieht prall und rosig aus. Für optimale Erfolge dreimal wöchentlich wiederholen.

Ein knackiger Po

So wird die Kehrseite zum Kurvenstar

Wir selbst kriegen unseren Po nur selten zu Gesicht. Dafür richten 85 Prozent der Männer gern ihren Blick auf einen Frauen-Po.
Da macht es sich gut, wenn er straff ist und nichts schwabbelt.

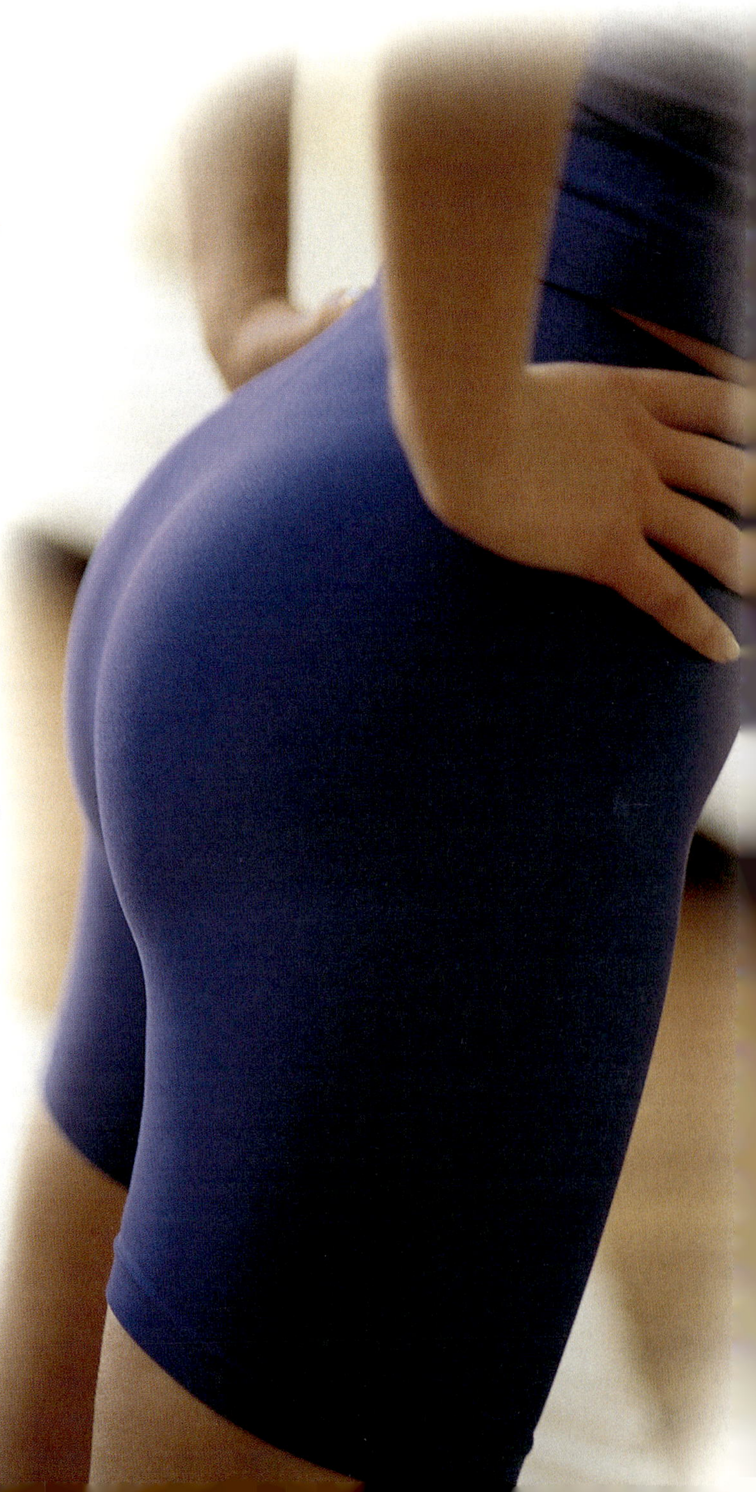

Vom Knackpunkt zum Knack-Po

Der Po ist wie geschaffen für Probleme. Er besteht aus üppigem Fettgewebe, das ohnehin schlechter durchblutet ist. Das Bindegewebe ist weich und dehnungsfähig wegen der parallel angeordneten Stützfasern (Seite 45). In Verbindung mit aufgeblähten Fettzellen stellt sich am Po häufig Cellulite ein. Unter der mehr oder weniger dicken Fettschicht liegt der größte Muskel des Körpers, auf dem wir es uns nur allzu gern bequem machen. Doch ohne Training verkümmert die Muskulatur, und der Po erliegt eines Tages der Schwerkraft: Er hängt.

Effektive Fitmacher

Unsere Kehrseite ist kein anspruchsvoller Trainingspartner. Schon simples Spazierengehen ist ein sehr effektiver Po-Fitmacher.

- Nicht gemütliches Schlendern ist gemeint, sondern zügiges Gehen. Mit viel Schwung jeden Schritt über die Fußballen einleiten, dabei bewusst den Po anspannen.
- Gehen Sie zu Fuß, wann immer es möglich ist. Auch Treppensteigen strafft das Gewebe, deshalb am besten ab sofort Fahrstühle meiden.
- Jederzeit und überall lässt sich das Gesäß unsichtbar für die Umwelt mit einer einfachen isometrischen Übung trainieren: Die Pobacken kräftig zusammenkneifen, ohne den Atemrhythmus zu verändern. Die Spannung einige Sekunden halten.

info:

Was dem Bindegewebe schadet

- Zu viel Sonne ist der ärgste Feind. UV-Strahlen im Übermaß regen die Bildung von freien Radikalen an. Diese aggressiven Killermoleküle fügen dem Bindegewebe meist irreparable Schäden zu. Schützen Sie deshalb Ihre Haut mit hohem Lichtschutzfaktor.
- Starke Raucher brauchen doppelt so viel Vitamin C wie Nichtraucher. Auch Nikotin setzt massenweise Radikale frei und entzieht dem Körper wichtiges Vitamin C, das am Aufbau der kollagenen Fasern im Bindegewebe beteiligt ist.

Gezieltes Training

Ob Apfel oder Birne, ob rund oder flach – die Grundform des Pos lässt sich nicht verändern, weil sie genetisch festgelegt ist. Bei einem breit gebauten Becken wird man kaum einen kleinen, runden Po haben. Mit Hungerkuren bringt man ihn höchstens vollends aus der Fassung, weil das Gewichtspingpong die elastischen Fasern des Bindegewebes überfordert. Gezieltes Fitnesstraining sorgt dafür, dass Fett abgebaut wird und das Gewebe fest und straff bleibt. Somit die einzige Möglichkeit, den Po in Topform zu bringen.

Die Po-Muskeln
Ein starkes Trio

Alle drei Gesäßmuskeln setzen am »Großen Rollhügel« nahe der senkrechten Po-Falte an. Man unterscheidet: kleiner, mittlerer und großer Gesäßmuskel. Letzterer formt den Po und ist der kräftigste Strecker des Hüftgelenks. Zusammen mit dem geraden Bauchmuskel nimmt er auf die Beckenstellung Einfluss. Die beiden kleineren Po-Muskeln sind an allen Bewegungen des Oberschenkels beteiligt, außer zur Mitte hin. Äußerst wichtig sind sie zur Stabilisierung des Hüftgelenks, sobald ein Fuß mit dem Boden Kontakt hat. Sie verhindern, dass der Oberkörper zur Seite kippt.
Ein gut trainierter Po ist deshalb nicht nur optisch von Vorteil.
Jeden zweiten Tag 10 Minuten Muskelübungen für die Kehrseite sind gut investiert.

Po-Heben in Rückenlage

1. Flach auf den Rücken legen. Der Kopf bleibt die ganze Zeit am Boden. Legen Sie die Arme neben den Körper, und stellen Sie die Beine angewinkelt auf.
2. Das Becken anheben, bis Oberschenkel und Rumpf eine Gerade bilden. Den Po fest zusammenkneifen und bis 10 zählen.
Dann langsam wieder hinlegen.
◷ Beginnen Sie mit 20 Wiederholungen und 2 Sätzen.

tipp:

Trainieren nach Maß

- So atmen Sie bei den Übungen richtig: In der Anspannungsphase die Luft mit dem Bauch kräftig rauspressen, beim Entspannen die Lungen bis tief in den Bauch mit Luft füllen.
- Je langsamer und konzentrierter die Bewegungen ausgeführt werden, desto größer der Effekt. Nie mit Schwung arbeiten!
- Bei Übungen in Bauchlage oder im Vierfüßlerstand das »aktive« Bein nicht zu hoch heben. Sonst riskiert man eine Überbelastung der Wirbelsäule.

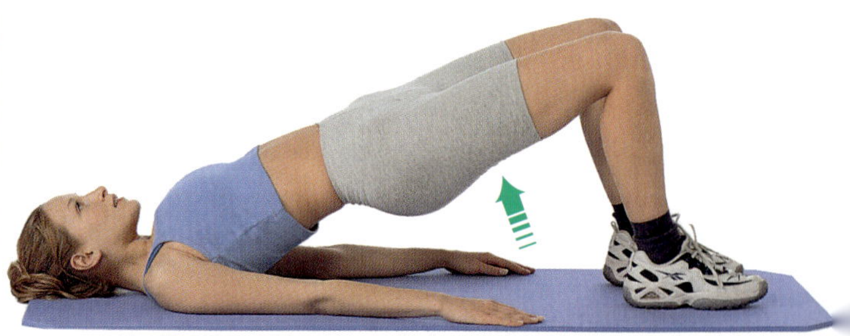

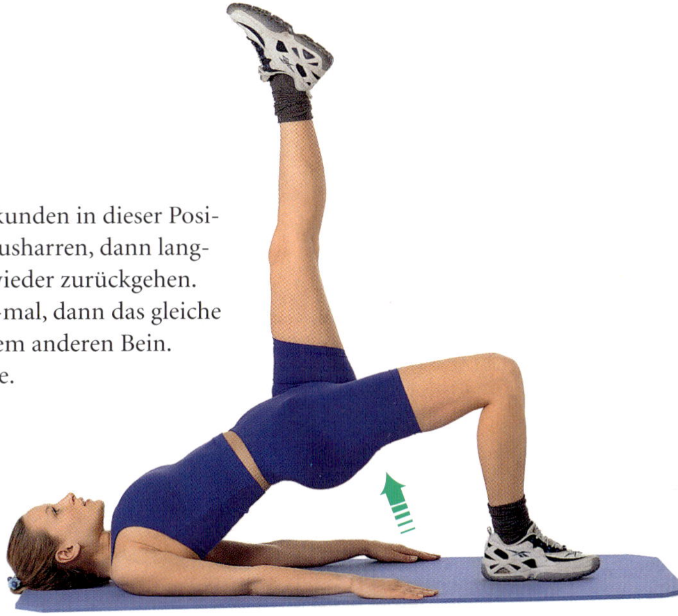

Lift-up für Fortgeschrittene

Erscheint Ihnen die vorige Übung zu einfach, probieren Sie die Power-Variante:

1. Grundstellung wie zuvor.

2. Strecken Sie diesmal das rechte Bein senkrecht nach oben. Dabei den Po heben und fest anspannen. Das Becken nicht kippen. 10 Sekunden in dieser Position ausharren, dann langsam wieder zurückgehen.

20-mal, dann das gleiche mit dem anderen Bein. 2 Sätze.

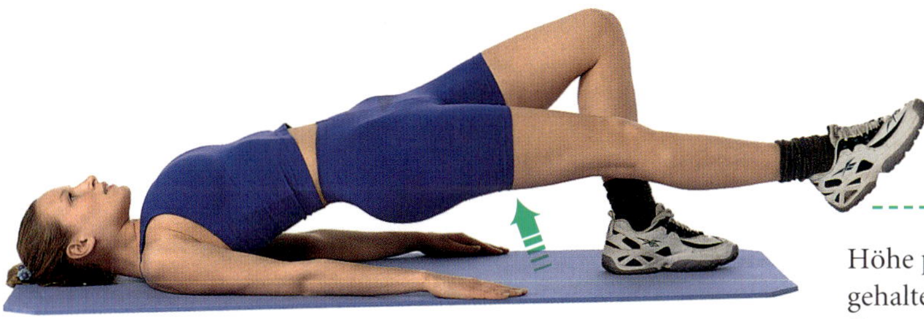

Beinstrecken nach vorn – für Fortgeschrittene

Ähnlich anspruchsvoll ist diese Übung:

1. Rückenlage. Ein Bein ist aufgestellt. Das andere wird ausgestreckt leicht angehoben. Es muss exakt in dieser Höhe parallel zum Boden gehalten werden.

2. Drücken Sie das Becken nach oben, ohne die Hüften zu kippen. Pobacken fest zusammenpressen, 10 Sekunden halten und langsam wieder senken.

15 Wiederholungen, 2 Sätze.

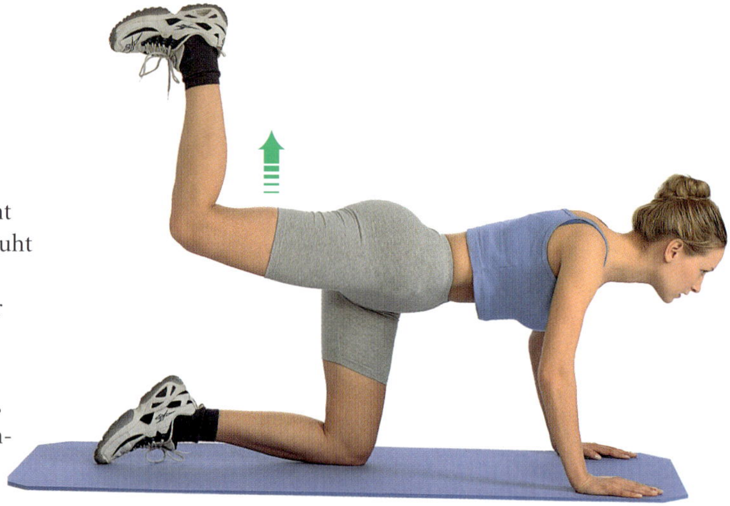

Po-Gym in Bauchlage

1. Legen Sie sich entspannt auf den Bauch. Die Stirn ruht auf den verschränkten Armen, dadurch bleibt der Nacken gerade. Die Beine sind lang ausgestreckt. Wer zum Hohlkreuz neigt, schiebt sich ein zusammengerolltes Handtuch unter den Bauch.

2. In ständigem Wechsel zuerst das eine, dann das andere Bein gestreckt langsam anheben. Immer nur so weit senken, dass die Fußspitze den Boden leicht berührt, dann sofort wieder heben. So bleibt die Spannung erhalten.

🕒 Pro Seite 10-mal, 2 Sätze.

Vierfüßlerstand

1. Auf den Boden knien, Hände abgestützt, Ellbogen leicht gebeugt (noch besser: auf den Unterarmen abstützen). Ein Bein nach hinten ausstrecken und um 90° anwinkeln. Der Rücken ist gerade und bildet eine Linie mit dem Kopf. Das Gewicht ist auf beide Arme verlagert.

2. Das angewinkelte Bein langsam anheben, bis sich das Knie auf gleicher Höhe mit dem Po befindet. Die Kraft kommt dabei aus dem Gesäßmuskel.

3. Knie senken bis kurz vor den Boden und erneut heben.

🕒 10 Wiederholungen pro Seite, 2 Sätze.

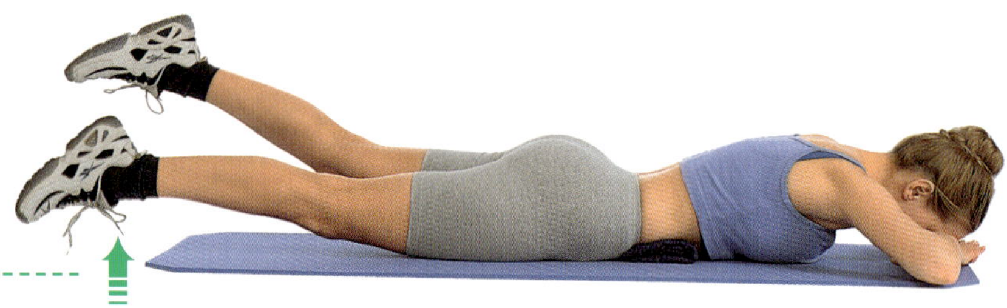

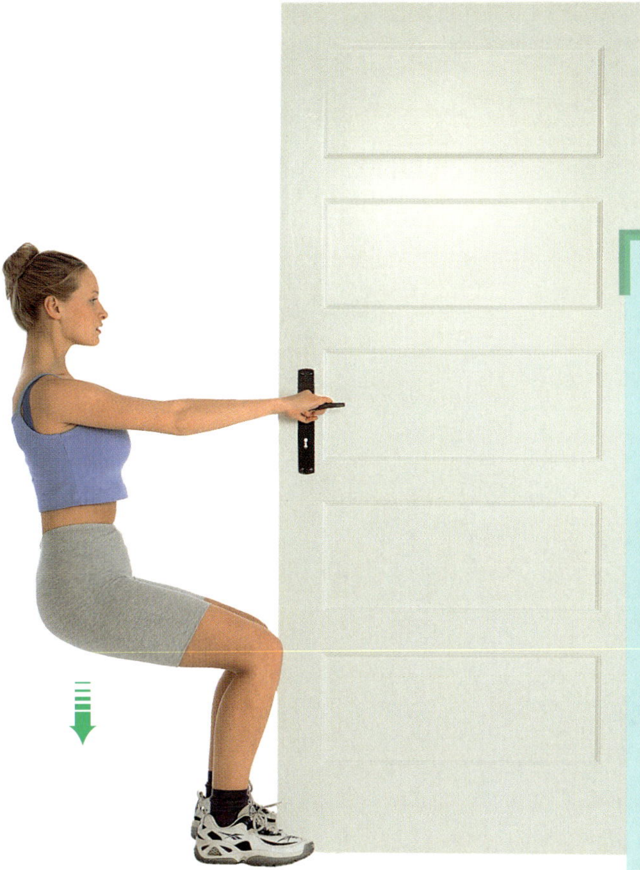

Kniebeuge an der Tür

1. Sie nehmen eine geöffnete Zimmertür zwischen Ihre hüftbreit gestellten Füße. An den Türgriffen halten Sie sich gut fest.
Lehnen Sie sich so weit nach hinten, dass Ihr Schwerpunkt hinter Ihren Fersen liegt.
Die Arme durchstrecken, den Oberkörper gerade halten.

2. Den Po immer weiter absenken, als würden Sie sich auf einen Stuhl setzen.

3. Langsam wieder aufrichten und erneut in die Knie gehen.

12 Wiederholungen, 2 Sätze.

info:

3-PUNKTE-KONZEPT FÜR EINEN STRAMMEN PO

- Das schmirgelt die Haut glatt und strafft:
Grobes Meersalz mit einem Schuss Bodyöl zu einem zähen Brei vermischen. Auf dem Po sanft kreisend mit den Händen verstreichen, anschließend abduschen.

- Eine Massage, die gegen Orangenhaut wirkt:
Zeige- und Mittelfinger quer unter den Po legen. Mit Druck die Finger entlang der Pofalte nach oben streichen, dann direkt daneben neu ansetzen. So den gesamten Po Bahn für Bahn ausstreichen, bis zur Hüfte und wieder zurück. Jeden Tag einmal durchführen.

- Glattmacher sind vitaminreiche Hautöle mit Zitrusessenzen, die man am besten täglich einmassiert. Auch Spezialprodukte gegen Cellulite können zur Hautstraffung beitragen, indem sie die Durchblutung verbessern. Einfach wegcremen kann man Orangenhaut jedoch nicht (Seite 45)!

Po-Training mit dem Gummiband

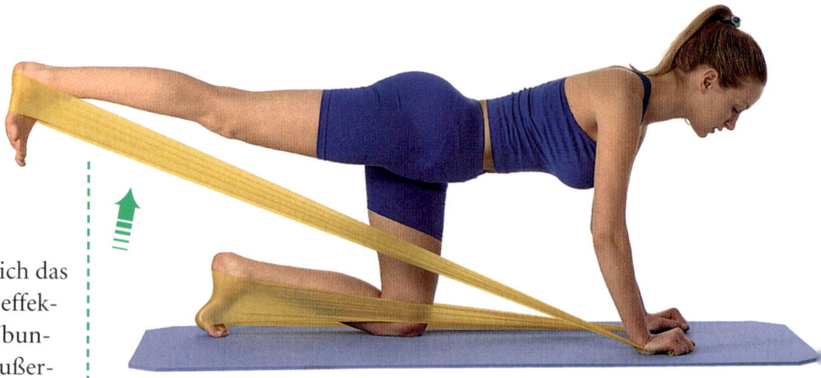

Auch für den Po lässt sich das Stretchband (Seite 54) effektiv einsetzen, um die Übungen zu intensivieren. Außerdem ist es so klein, dass es in jede Tasche passt und so auch auf Reisen ein allzeit verfügbarer Trainingspartner ist.

Richtig üben

1. Wer Abwechslung braucht, übt einen Tag mit Gummiband, den nächsten ohne.
2. Am effektivsten trainiert man mit zwei Bändern gleichzeitig, weil dann beide Körperhälften im Wechsel beansprucht werden. Außerdem spart es Zeit.

Vierfüßlerstand mit Duo-Band

Für diese Übung braucht man zwei Stretchbänder. Die richtige Länge: Zusammengeknotet sollte jedes Band – straff, aber nicht voll gedehnt – vom Boden bis zur Taille reichen.
1. Sie knien im Vierfüßlerstand, die Arme sind durchgestreckt. Legen Sie je ein verknotetes Band um jede Fußsohle. Das Ende der Schlaufe halten Sie jeweils in der Hand derselben Seite.
2. Das rechte Bein nach hinten ausstrecken, bis nur noch die Zehenspitzen den Boden berühren. Mit angewinkeltem Fuß dieses Bein so weit anheben, dass es mit dem Rücken eine Gerade bildet. Po-Muskel fest anspannen. Kurz halten.
3. Zurück in die Ausgangsstellung, dann Seitenwechsel.
⏲ Pro Bein 8-mal, 2 Sätze.

Press-up im Stehen

1. Aufrecht stehen, Füße hüftbreit. Legen Sie ein Band so geknotet um die Fesseln, dass es sich in Spannung befindet.
2. Bauch- und Po-Muskulatur anspannen, dann ein Bein gestreckt nach hinten ziehen. Bis 10 zählen und langsam wieder zurück in die Ausgangsposition.
3. Dann das andere Bein.
⏲ Pro Seite 10-mal, 2 Sätze.

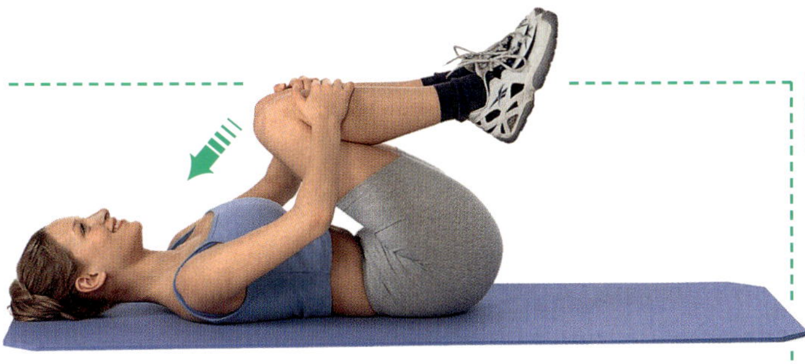

Stretching zum Abschluss

Entspannung für den Po

Gerade nach dem Gesäßmuskeltraining tut eine Dehnübung richtig gut.

1. In Rückenlage beide Knie so weit wie möglich zur Brust heranziehen. Die Hände umfassen die Schienbeine, die Füße sind entspannt. In der Po-Muskulatur soll es leicht ziehen.

2. Halten Sie die Position etwa 20 Sekunden, wobei Sie ruhig und gleichmäßig atmen.

Nach kurzer Pause die Übung wiederholen.

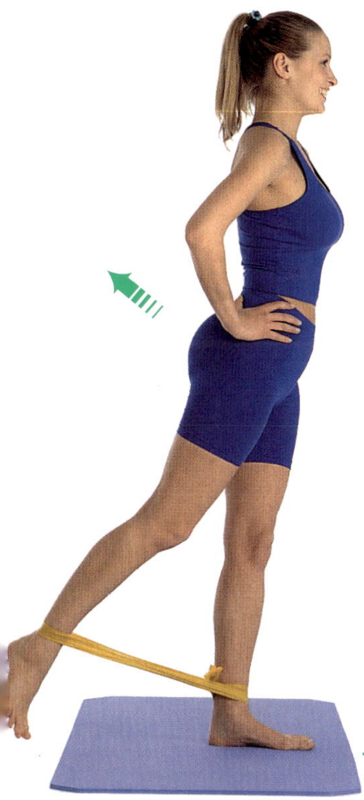

info:

Muskelkater – muss das sein?

Wenn die Muskeln nach dem Training schmerzen, ist das nicht als Beweis zu werten, dass man sich besonders effektiv geplagt hat.
Ein Muskelkater entsteht durch winzigste Muskelfaserrisse, die durch die ungewohnte, körperliche Belastung hervorgerufen werden. Er tritt oft erst Stunden später auf und sollte maximal nach drei Tagen wieder abgeklungen sein.
Wer eher untrainiert ist, wird zu Anfang mit Sicherheit leichte Muskelschmerzen spüren. Nach zwei Wochen regelmäßigen Trainierens sollte man keinen Muskelkater mehr bekommen.

- Wichtig: Das Übungspensum nicht zu schnell erhöhen!
- Stretching-Übungen (Seite 46) beugen Muskelkater vor!
- Wohltuend nach anstrengendem Training wirkt auch ein Vollbad mit entspannendem Zusatz.

Knackpunkt Rücken

Das Mini-Workout für eine bessere Haltung

Bauch-, Brust- und Rückenmuskeln sind ein Team und sollten optimal zusammenspielen können. Deshalb ist ein kleines Rücken-Workout sinnvoll, um mögliche Dysbalancen zu vermeiden und Ihre Trainingserfolge richtig in Szene zu setzen, denn:

- Ohne ausreichende Hilfe durch den Rücken kann Ihr Supertraining für den Bauch nicht die volle Wirkung entfalten. Nur mit Rück-Halt kann die Bauchmuskulatur richtig arbeiten.
- Eine kräftige Rückenmuskulatur gehört zum Aaah und Oooh für den Busen. Ist der Rücken schwach, fallen die Schultern nach vorn und die Brust wird zum Schlaffi.
- Der Rücken leidet zudem unter einer ungesunden Schonhaltung oder mangelnder Beanspruchung und macht sich krumm.

Soft-Klimmzug

Für diese Übung brauchen Sie ein Handtuch.

1. Stellen Sie sich aufrecht hin, die Füße hüftbreit auseinander. Nehmen Sie das zusammengerollte Handtuch mit schulterbreitem Griff in beide Hände, und strecken Sie Ihre Arme nach oben aus.

2. Ziehen Sie das Handtuch so fest, wie Sie können, nach beiden Seiten auseinander.

3. Während Sie die maximale Spannung halten, ziehen Sie das Handtuch nach hinten unten zum Nacken – und atmen dabei ruhig aus. Führen Sie die Ellbogen dabei hinter den Körper und die Schulterblätter zusammen. Nehmen Sie die Spannung im oberen Rücken bewusst wahr.

4. Strecken Sie die Arme wieder nach oben aus, ohne jedoch die Tuchspannung ganz aufzulösen. Anschließend atmen Sie ein.

A 20- bis 25-mal, 1 bis 2 Sätze

F 25- bis 40-mal, 2 bis 3 Sätze

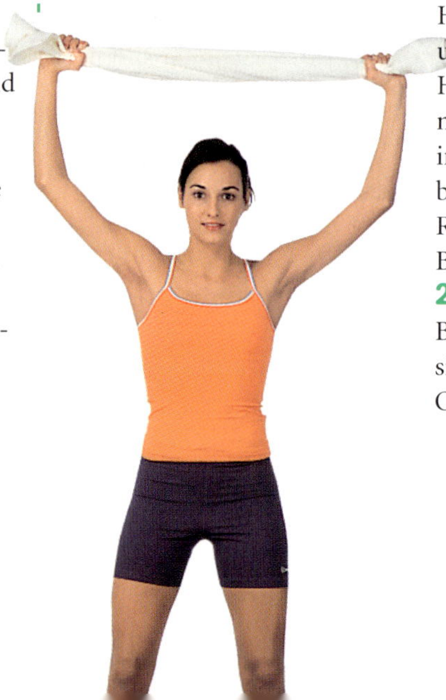

Vierfüßlerstand

1. Knien Sie sich hin, die Hände unter den Schultern und die Knie unterhalb der Hüften. Den Kopf halten Sie mit dem Gesicht nach unten in der Verlängerung der Wirbelsäule. Versuchen Sie, den Rücken gerade und den Bauch angespannt zu halten.

2. Strecken Sie das rechte Bein nach hinten weg, bis es sich in der Verlängerung des Oberkörpers befindet.

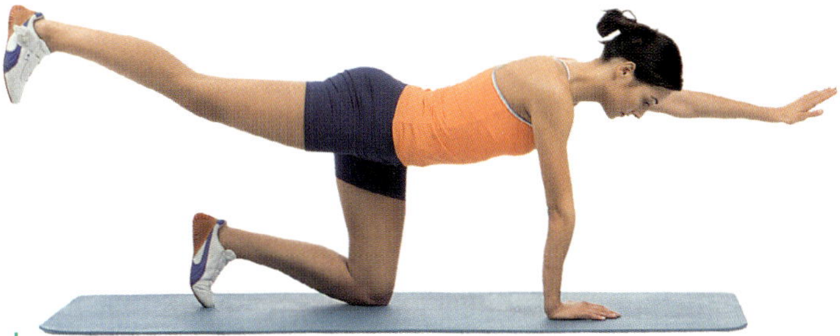

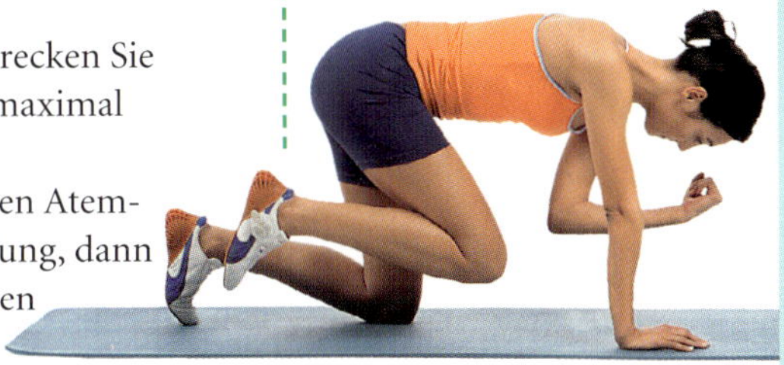

3. Gleichzeitig strecken Sie den linken Arm maximal nach vorn aus.
4. Halten Sie einen Atemzug lang die Stellung, dann ziehen Sie Ellbogen und Knie diagonal unter dem Körper zusammen, bis beide sich berühren.
Wichtig: Führen Sie die Bewegung langsam und ohne Schwung aus. Achten Sie auf eine stabile Hüftposition. Anschließend wechseln Sie die Seiten!

A 12- bis 15-mal, 1 bis 2 Sätze pro Seite
F 15- bis 20-mal, 2 bis 3 Sätze pro Seite

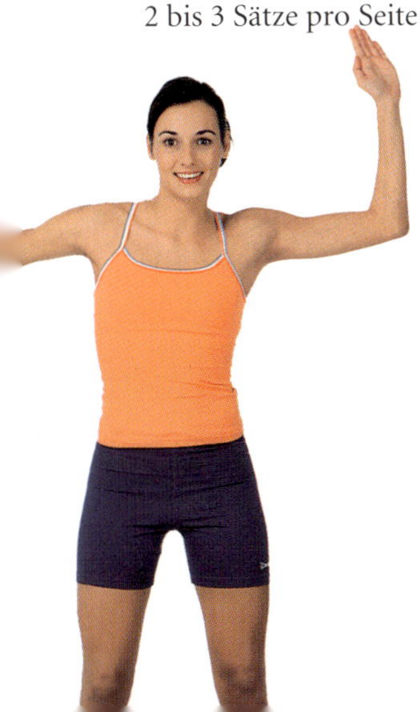

Rückenstark

1. Stellen Sie sich stabil hin, die Füße etwas mehr als hüftbreit auseinander, die Knie leicht gebeugt. Po und Bauch fest anspannen.
2. Heben Sie den linken Arm so an, dass der Ellbogen auf Schulterhöhe ist und Ober- und Unterarm einen 90°-Winkel bilden. Der rechte Arm wird ebenfalls angewinkelt – aber hier zeigt der Unterarm nach unten. Senken Sie die Schultern.
3. Drücken Sie nun beide Arme kräftig 5 bis 6 Sekunden lang nach hinten.

tipp:

Achtung Busenfeinde

➤ Vermeiden Sie lange Sonnenbäder, eng sitzende BHs, lange heiße Wannenbäder und extreme Diäten.

➤ Salzreiches Essen kann wegen des Wasser bindenden Effektes zu einer Überdehnung des Bindegewebes führen. Busenfreundlicher sind dagegen Nahrungsmittel mit hohem Anteil an Ballaststoffen und Kalium wie Vollkornprodukte oder Bananen. Ideal sind zudem Kieselerde und Vitamin C.

4. Spannung langsam lösen, dann die Seiten wechseln.

A 12- bis 15-mal pro Seite, 1 bis 2 Sätze
F 20- bis 25-mal, 2 bis 3 Sätze pro Seite

Hat Ihnen dieses Mini-Workout gefallen? Dann empfehlen wir gegen Verspannungen im Rücken unser Stretching-Programm auf Seite 132ff. und 142f.

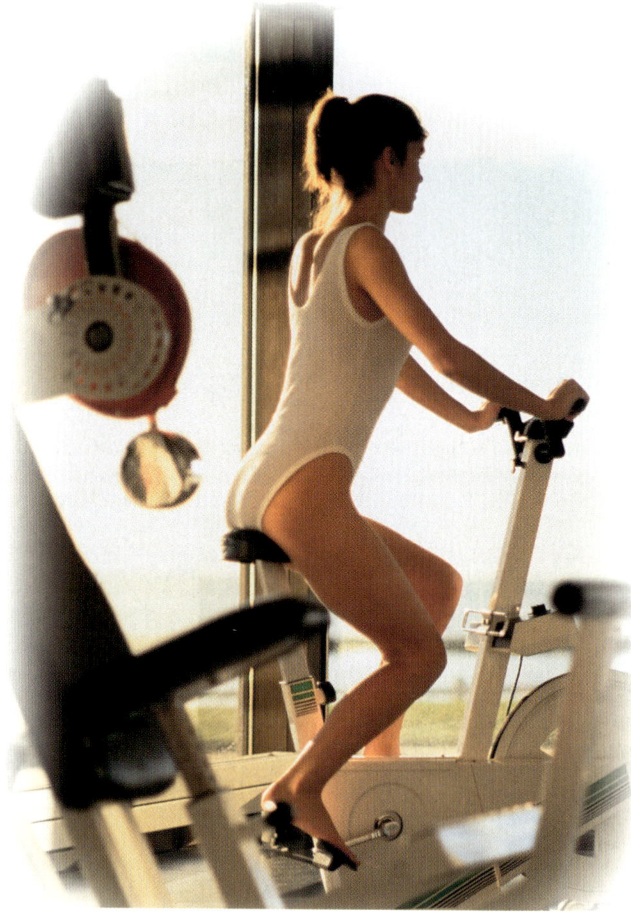

Tipps fürs Fitness-studio

Ob Sie im Studio oder zu Hause trainieren, die Wirkung bleibt die gleiche.
Auf die Regelmäßigkeit und das Durchhaltevermögen kommt es an.
Das Training an Kraftmaschinen im Studio eignet sich für alle, die gern mit Technik umgehen und unter Gleichgesinnten die beste Motivation finden.

Spaß ist wichtig

Leichter bei der Stange bleiben Sie außerdem, …

- wenn Sie ein Training wählen, das auch Spaß macht.
- wenn Sie den Besuch des Fitnessstudios fest in den Alltag einplanen.
- wenn Sie sich mit Freunden zum Training verabreden.
- wenn Sie nicht in langweilige Routine verfallen, sondern Ihre Übungen variieren.

Das A und O: individuelle Beratung!

Für jede Muskelpartie gibt es geeignete Geräte, die Sie sich zu Beginn unbedingt von einem Trainer genau erklären lassen sollten. Fragen Sie ihn auch, wie oft Sie üben müssen und mit wie viel Gewicht Sie das entsprechende Gerät beladen sollen, um Ihr Trainingsziel (Problemzonen straffen) zu erreichen.

Im Folgenden die wichtigsten Übungen an Geräten, die Sie in jedem Studio finden.

Für den Bauch gibt es keine speziellen Geräteübungen. Aber für Beine und Po ist die Auswahl groß.

Bodybuilding für die Beine

Vordere Oberschenkelmuskulatur

- Auf der »Beinstrecker«-Maschine sitzt man und hält sich seitlich an den Griffen fest.
- Beim Ausatmen mit beiden Unterschenkeln die Gewichtstange nach oben drücken. Ohne Pause langsam wieder senken und dabei einatmen.

Hintere Oberschenkelmuskulatur

- Beim »Beinbeuger« liegt man mit dem Bauch flach auf der Bank.
- Die Fersen ziehen die Gewichtstange in Richtung Po. Dabei ausatmen.
- Mit dem Einatmen das Gewicht langsam wieder sinken lassen, ohne abzulegen. Sofort weitermachen.

tipp:

Training im Fitnessstudio

Effektiv ist es, zwei- bis dreimal pro Woche an Kraftmaschinen zu trainieren. Dazwischen sollten jeweils 48 Stunden Pause liegen, damit sich die vom Bodybuilding stark beanspruchten Muskeln regenerieren können. Ganz wichtig: Gewicht und Wiederholungen sollten individuell passen – lassen Sie sich im Studio dazu genau beraten. Und das nicht nur beim ersten Mal, damit auch Ihre Fortschritte berücksichtigt werden.

- Legen Sie am Anfang lieber weniger Gewichte an den Kraftmaschinen auf, und machen Sie dafür die Übungen öfter.
- Optimal sind drei Sätze mit je 20 Wiederholungen. Zwischen den Übungsblöcken kurze Pausen einlegen.
- Auch wenn Sie später das Training intensivieren möchten: Mehr Wiederholungen sind wirksamer als mehr Gewicht!
- Auch fürs Bodybuilding gilt: Niemals mit kalten Muskeln trainieren. Immer zuerst mit Dehnübungen (Seite 46) oder Cardiotraining (auf dem Fahrrad oder Stepper) aufwärmen.

Oberschenkelinnenseiten

- An der »Adduktoren«-Maschine werden durch langsames Öffnen und Schließen der Beine die beiden Polster mit den Knien zusammengepresst und wieder lockergelassen.

Mit der Muskelanspannung (Schließen der Beine) kräftig ausatmen, beim Entspannen (Öffnen der Beine) einatmen.

Oberschenkelaußenseiten

- Beim »Abduktoren«-Gerät drückt man durch Spreizen der Beine (ausatmen) die beiden Polster mit den Knien nach außen.

Die Beine möglichst weit öffnen, dann gleichmäßig und ebenso langsam wieder schließen (einatmen).

Bodybuilding für den Po

Po-Straffer im Stehen

- Bei der »Hip Extension« lehnt sich der Oberkörper nach vorn gegen ein Polster. Davor befinden sich Haltegriffe für die Hände. Po- und Bauchmuskeln kräftig anspannen.
- Die Gewichtsstange wird mit der Rückseite des Oberschenkels so weit wie möglich nach oben bewegt. Das Bein ist dabei leicht angewinkelt.

Beinpresse im Sitzen

- Damit der Rücken gerade bleibt, sitzt man bei der »Leg Press« auf einem Sitz mit leicht schräg gestellter Lehne.
- Die Gewichte werden mit den Beinen über eine Plattform nach vorn weggestemmt. Dabei die Knie nie voll durchdrücken.
- In der Entlastungsphase die Beine nur so weit an den Körper heranziehen, dass die Spannung etwas nachlässt.

info:

BEIM TRAINING VIEL TRINKEN – AUCH OHNE DURST!

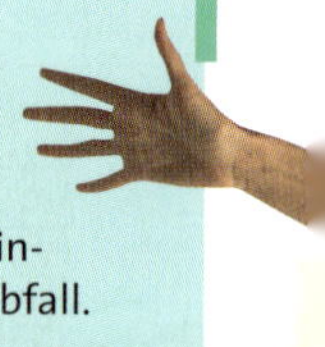

Warten Sie mit dem Griff zur Flasche nicht erst, bis Ihr Mund völlig ausgetrocknet ist. Wenn Sie zu spät trinken, kommt es durch den Schweißverlust zum Leistungsabfall.

- Am besten trinkt man bereits zwei Stunden vor jedem Workout einen halben Liter stilles Wasser.
- Zum Training eine wassergefüllte Radlerflasche mitnehmen. Isotonische Sportgetränke sind ebenfalls als Durstlöscher geeignet. Cola, Limonade und Eistee meiden, weil sie viel Zucker enthalten. Dadurch verliert der Körper Wasser, anstatt es zu speichern.
- Gönnen Sie sich nach dem Sport einen leckeren Energy-Drink:

100 g Kefir, den *Saft einer Orange* und *etwas Vanillepulver* im Mixer verquirlen (100 Kalorien).

oder

150 g Karotten schälen und raspeln, mit *300 ml Gemüsesaft, 1 Teel. Weizenkeimöl* und *1/2 Bund Petersilie* im Mixer pürieren (150 Kalorien).

Auf einen harmonischen Rhythmus achten und nicht mit Schwung arbeiten.

Radeln im Liegen

- »Crossrobic« heißt das Gerät, das an ein Liegefahrrad erinnert. Die liegende Position verhindert Fehlhaltungen beim Training.
- Während der Rücken gerade auf einem schrägen Polster liegt, bewegen die Füße wie beim Fahrradfahren zwei Pedale und drücken dabei die Gewichte.

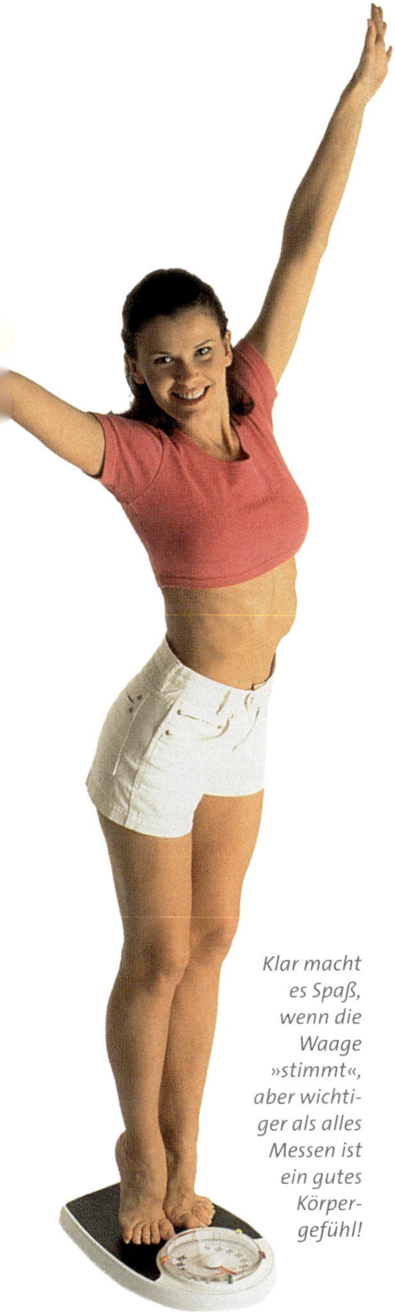

Klar macht es Spaß, wenn die Waage »stimmt«, aber wichtiger als alles Messen ist ein gutes Körpergefühl!

Ich darf so bleiben, wie ich bin ...

Körper & Seele

Genauso wenig wie in der Kunst und in der Mode gibt es für die Figur ein streng definiertes Schönheitsideal. Jeder Körper hat seine individuelle Grundstruktur, die in den Genen verankert ist. Figurtrends unterliegen dem Zeitgeschmack und können keine Norm vorgeben.

Ziel dieses Buches ist es darum auch, das Beste aus dem zu machen, was Sie von der Natur mitbekommen haben. Denn viel wichtiger als Modelmaße ist Ihr eigenes Wohlbefinden. Ernährungswissenschaftler sprechen deshalb auch längst nicht mehr vom »Idealgewicht«, sondern vom »Wohlfühlgewicht«.

Einfach zum Wohlfühlen

Nur wer ein gutes Körpergefühl hat und sich in seiner Haut rundum wohlfühlt, strahlt Attraktivität aus und besitzt das gewisse Etwas. Diese Schönheit lässt sich nicht in Zentimetern messen. Daher ist es kein Grund zur Resignation, wenn Ihre Figur nicht ideal »gebaut« sein sollte. Denn Sie können Ihren Körper gut in Schuss halten (ganz ohne sich zu quälen) – mithilfe von Gymnastik, Ernährung, Schönheitspflege und ein bisschen Disziplin.

Mit dem Körper, nicht gegen ihn

Akzeptieren Sie dabei die Grenzen Ihres Körpers, und gehen Sie liebevoll mit sich um. Schließlich geht es nicht darum, gegen den eigenen Körper für ein abstraktes Schönheitsideal zu arbeiten, sondern mit ihm für eine verbesserte Bodyfitness und seelisches Wohlbefinden.

Haben Sie erstmal Ihre Trägheit überwunden, steigt im Nu das Selbstwertgefühl, und Sie werden mit einer ganz neuen Einstellung zu sich selbst belohnt.

Extra: Pilates Schnellprogramm

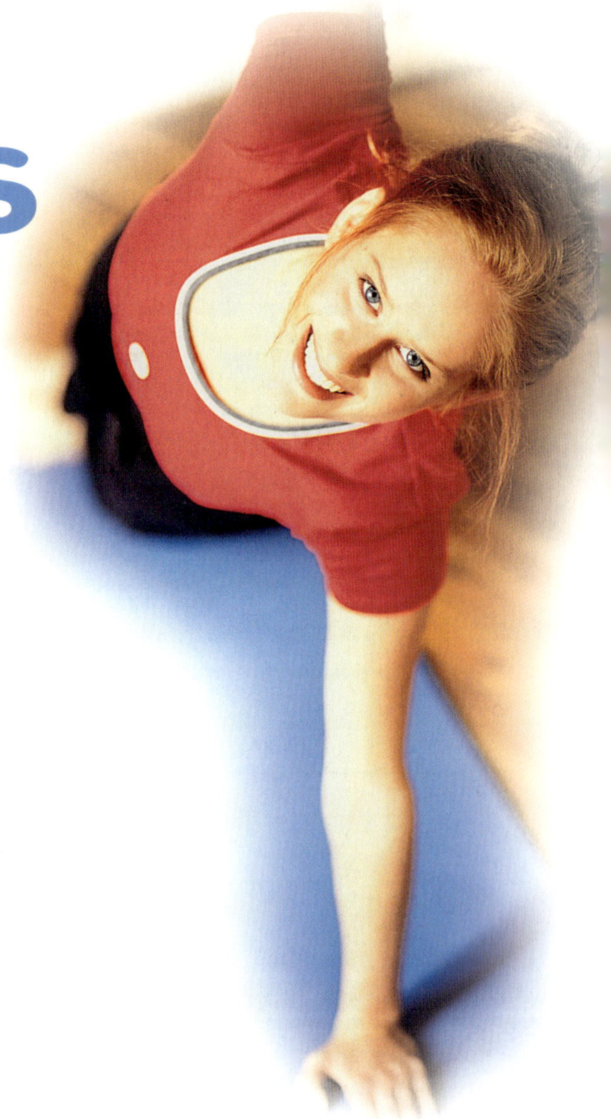

Seit Joseph Pilates sein Fitnessstudio 1926 in New York gründete, ist es das Mekka der High Society. Alle wollen sie ihn haben, den perfekten Body, und die Harmonie von Body & Mind. Aber VIP zu sein, ist keine Voraussetzung – Training nach Pilates ist für jeden gut, egal ob sportbegeistert oder untrainiert, alt oder jung, Tänzer oder PC-Spezialist!

Der Traum vom Superbody

»Body Control« ist das erklärte Ziel der Pilates-Methode: ein tolles Körpergefühl, ein durchtrainierter Körper –

- kräftig, ohne nach Bodybuilding auszusehen,
- lange, schlanke Muskeln, die Bewegung mit der Leichtigkeit und Sprungkraft einer Gazelle ermöglichen,
- die perfekte Harmonie von Body & Mind.

Einfach für jeden

Jeder kann dieses körperschonende Training überall praktizieren, und Sie können es mit diesem Buch einfach erlernen.
Das Training nach Pilates kennt keine Altersgrenze und keinen Leistungsdruck!
Auf sanfte Weise werden die tiefen Muskeln stimuliert und die Körpermitte, unser Zentrum, gekräftigt.
Das Training bringt Body & Mind in Einklang, da die Bewegungen sehr bewusst und mit großer Konzentration ausgeführt werden.
Nicht um »Höher, schneller, weiter« geht es, sondern um individuelles, dem eigenen Können angemessenes und sehr effizientes Training.

Die genauen Übungsbeschreibungen und die verschiedenen Schwierigkeitsvarianten sorgen dafür, dass Untrainierte nicht überfordert werden und Sportler sich nicht langweilen.
Selbst wenn Sie bereits Pilates-Fan sind, wird Ihnen dieses Büchlein durch die vielen »Images« (bildliche Vorstellungen beim Üben) zu einem tieferen Verständnis helfen und Ihrem Training neue Aspekte vermitteln.

Das Konzept

Das Traingsprogramm nach Pilates besteht aus einem Bodenprogramm und einem ergänzenden Gerätetraining, das speziell unter Tänzern und Sportlern seit vielen Jahren als Geheimtipp gilt.
Dieses Buch gibt Ihnen einen ersten praktischen Einblick in das Bodenprogramm.

info:

Das Kult-Training der Stars

Schon Katherine Hepburn, Gregory Peck und Tänzer wie George Balanchine und Martha Graham schworen auf das Pilates-Training. Auch die Stars von heute stehen drauf – zum Beispiel Sharon Stone, Sigourney Weaver, Jodie Foster, Uma Thurman, Patrick Swayze, Bill Murray, Madonna, Annie Lennox, Vanessa Williams.

Wie es wirkt

Die meisten Menschen, die mit dem Training nach Pilates beginnen, spüren schon bald deutliche Erfolge.

- Die Verbindung von Body & Mind vertieft Ihr Körperbewusstsein, gibt Ihnen ein neues Bodyfeeling. Das ist zum Beispiel in Stresssituationen sehr hilfreich oder um leichter entspannenden Schlaf zu finden.

➤ Logisch, dass ein durchtrainierter, geschmeidiger Körper mehr Selbstbewusstsein, positive Ausstrahlung und Lebensfreude gibt!

➤ Nach dem Training fühlen Sie sich fit und relaxed.

➤ Die Übungen fördern die physische und psychische Ausdauer. Daher sind sie besonders für Menschen mit stressigem Lifestyle geeignet.

➤ Ihre Haltung wird aufrecht und graziös.

➤ Sie verbessern Ihre Bewegungskoordination.

➤ Ihr Körper wird straff und geschmeidig. Speziell der Bauch wird flach und fest.

➤ Muskeln werden flexibler, Gelenke beweglicher.

➤ Sie haben mehr Kraft, ohne wie ein Bodybuilder auszusehen.

➤ Sie beugen Rückenschmerzen vor, da die kleinen Haltemuskeln gestärkt und somit die Bandscheiben entlastet werden.

➤ Zur Rehabilitation nach Sportverletzungen ist das Training sehr gut geeignet.

info:

DIE PILATES-STORY

Joseph Pilates (1880 – 1967) war in seiner Kindheit von schweren Krankheiten geplagt. Aber er war fest entschlossen, gesund zu werden, und zwar durch körperliche Fitness. Er turnte, fuhr Ski und tauchte, lernte Yoga und andere östliche Trainingsformen. Als Teenager war Pilates ein erfolgreicher Sportler. – 1926 wanderte er von Deutschland nach Amerika aus und eröffnete in New York ein Studio, wo seine Klienten Bodenübungen machten und an von ihm entwickelten Geräten trainierten. Hier lehrte er die Essenz seiner persönlichen Erfahrungen und entwickelte sein erfolgreiches Trainingsprogramm.

Nicht alle Originalübungen halten den Erkenntnissen der modernen Physiotherapie stand. Pilates' Trainingskonzept war jedoch bahnbrechend, wurde nach seinem Tod weiterentwickelt und wird noch heute ständig den neuesten Erkenntnissen der Medizin angepasst.

Aus medizinischer Sicht

In Amerika genießt die Trainingsmethode nach Pilates schon lange großes Ansehen unter den Medizinern und gehört inzwischen in vielen Kliniken zum festen Therapieprogramm in der Rehabilitation. Auch in Deutschland erkennen immer mehr Therapeuten und Mediziner den Nutzen dieser sanften und effektiven Trainingsmethode.

Wem es hilft

Ich will Ihnen das Training nach Pilates nicht als »Allheilmittel« für jeden und für sämtliche Unpässlichkeiten anpreisen, jedoch hat es sich in den verschiedensten Einsatzgebieten bewährt: Stars verhilft es zu mehr Bühnenpräsenz, Tänzern, Verletzungen vorzubeugen oder auszuheilen, Managern in der Stressbewältigung, Frauen als Vorbeugung gegen Osteoporose; es unterstützt bei einer Diät als zusätzlicher »Schlankmacher« – und es ist

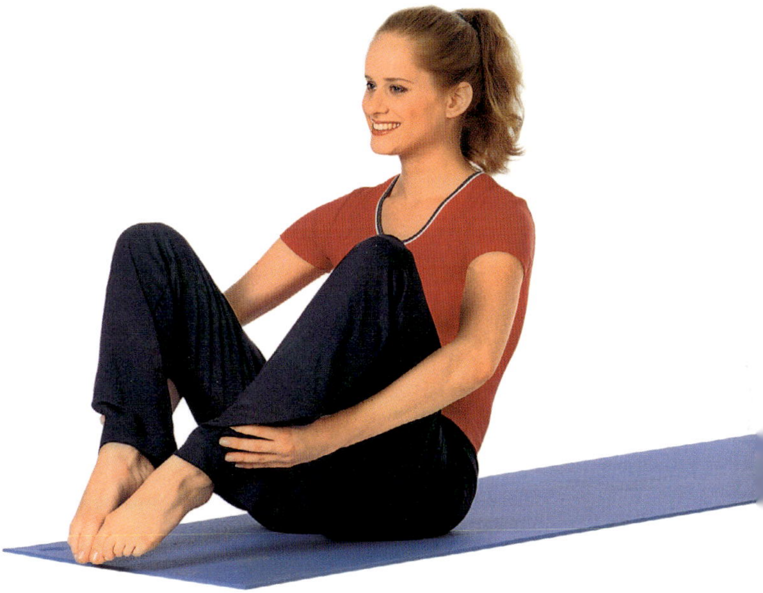

ideal für alle, die nach einer längeren Trainingspause wieder fit werden wollen.

Ausgleichend in jeder Hinsicht

Das Training nach Pilates ist die ideale Ergänzung zu anderen Sportarten, da diese oft nur die großen Muskelgruppen beanspruchen, ohne dabei auf die tiefen Muskeln einzugehen. Ein hervorragendes Beispiel sind hier die üblichen Bauchmuskelübungen in Fitnessstudios, die in erster Linie den großen, geraden Bauchmuskel trainieren; dagegen konzentriert sich das Training nach Pilates auf den tiefer liegenden, quer verlaufenden Bauchmuskel, der für einen flachen Bauch und eine schlanke Taille verantwortlich ist!

Das Training hilft auch, einseitigen Körperbelastungen durch Sport und Alltag entgegenzuwirken, wie sie zum Beispiel durch Tennis, Reiten, Taschentragen, Putzen, Tragen eines Kindes entstehen.

Üben mit dem Buch

Gleich heute können Sie mit Ihrer ersten Übungssession beginnen. Zwar ist die Pilates-Methode ursprünglich als individuelles Training mit einem Lehrer konzipiert, anhand der genauen Anleitungen in diesem Büchlein können Sie aber ohne Weiteres allein zu Hause üben.

Wann üben?

Nutzen Sie das Training, um Ihren Kreislauf morgens in Schwung zu bringen, als eine wohlverdiente Arbeitspause am Nachmittag oder abends zum Abschalten nach einem langen Arbeitstag.

Basis: die Grundprinzipien

Ab Seite 83 mache ich Sie mit den Grundprinzipien – den »goldenen Regeln« – dieser Trainingsmethode vertraut. Sie sind die Voraussetzung für den erfolgreichen Einstieg in eine neue Dimension von Körpertraining. Probieren Sie es aus! Das nächste Kapitel ist Ihre erste Session.

Kurs für Einsteiger

Der Kurs für Einsteiger führt Sie in das sanfte Trainingsprogramm der »Body Control Pilates Association, England«, ein (Seite 155).
Immer unter der Devise »feel good« üben Sie langsam und bewusst – nur dann können Sie die Grundprinzipien, die entscheidend für die Wirksamkeit der Übungen sind, auch tatsächlich einhalten.

tipp:

AUF DER SUCHE NACH PILATES

Wer einen Pilates-Lehrer sucht, wird ihn nicht unbedingt unter der Bezeichnung »Pilates« finden. Denn um den Namen gibt es einen Patentrechtsstreit. Deshalb bieten Lehrer, die nach Pilates unterrichten, ihr Training unter anderen Namen an – zum Beispiel als »Body Control Pilates«, »POLESTAR«, »P-Methode«, »Stott-Methode«, »Physical Mind Methode« und »Balanced Body«. Wenn Sie also eine/n Lehrer/in suchen, sollten Sie nicht zu schnell aufgeben, sondern sich im Internet, in Fitnessstudios und Tanzschulen genau erkundigen. Ich wünsche Ihnen viel Erfolg bei der Suche! Adressen und Tipps finden Sie auf Seite 155.

Ergänzend: die »Klassiker«

Nach drei bis fünf Wochen, wenn Sie Ihr Einsteigerprogramm auswendig können, wird es Zeit, Ihr Training aufzupeppen. Neue Herausforderungen warten auf Sie: die Klassiker – Originalübungen nach Joseph Pilates.
Diese Übungen stellen Ihre Bauchmuskeln, Ihr Körperbewusstsein und Ihr Koordinationsvermögen auf die Probe und setzen die sichere Anwendung aller Grundprinzipien voraus.
Jede Woche ergänzen Sie nun Ihr Standardprogramm mit einem dieser »Klassiker« (Seite 108). Nach weiteren fünf Wochen ist Ihr Trainingsprogramm komplett. Früher begann man gleich mit den »Klassikern«. Anfänger, Verletzte oder sehr untrainierte Menschen waren damit oft überfordert. »Body Control Pilates« hat daher ein Einsteigerprogramm entwickelt, das optimal auf die anspruchsvolleren Übungen vorbereitet.

Hilfreich: die Images

Sie werden beim Lesen der Anleitungen feststellen, dass ich gern mit bildlichen Vorstellungen (Images) arbeite. Ich finde, dass Bilder oft hilfreicher sind als jede medizinische Facherklärung!

Weiterlernen

Sollten Sie nach dem Einstieg ins Üben Lust auf mehr bekommen haben, dann rate ich Ihnen, mit einem Lehrer weiterzuarbeiten. Mit seiner Hilfe werden Sie insbesondere die »Grundprinzipien« und ihre Wirkungen noch intensiver erfahren (Adressen Seite 155). Beim individuellen Training lernen Sie dann auch die Geräteübungen nach Pilates kennen.

Die »Goldenen Regeln« von Joseph Pilates

Das Besondere am Training nach Pilates ist die Art, *wie* geübt wird. Sie basiert auf den folgenden Prinzipien:

Acht Grundprinzipien

- Entspannung
- Konzentration
- Körperhaltung
- Atmung
- Koordination
- Zentrierung
- Bewegungsfluss
- Ausdauer

Körperhaltung, Zentrierung und *Atmung* nehmen wir genauer unter die Lupe, weil sie besonders wichtig für die folgenden Übungen sind.

Checken Sie Ihre Haltung!

Bevor Sie eine Übung beginnen, prüfen Sie bitte immer, ob Ihre Haltung stimmt.

1. Ist Ihr Becken in neutraler Position (Seite 84)?
2. Ist Ihr Rücken gerade und lang, ohne dabei die natürliche Wirbelsäulenkrümmung zu verlieren?

Vorübung im Stehen

Stellen Sie sich vor, an Ihrem Steißbein wäre ein Band mit einem Gewicht befestigt, das Ihr Steißbein sanft nach unten zieht, gleichzeitig strebt Ihr Kopf wie ein Heißluftballon Richtung Decke.

3. Sind Ihre Schultern tief? Ich weiß, sie »kleben« gern an den Ohren, aber versuchen Sie doch, Ihre Schultern davon zu überzeugen, dass ihr wirklicher Freund die Taille ist und sie sich besser in diese Richtung bewegen sollten. Ich nenne dieses Schulterblätter-Runterziehen gern »Schultern ankern«.
4. Ist Ihr Nacken locker? Im Stand denken Sie an den Heißluftballon, der Richtung Decke strebt. Im Liegen prüfen Sie bitte, ob Ihr Kinn nicht zu hoch ist.

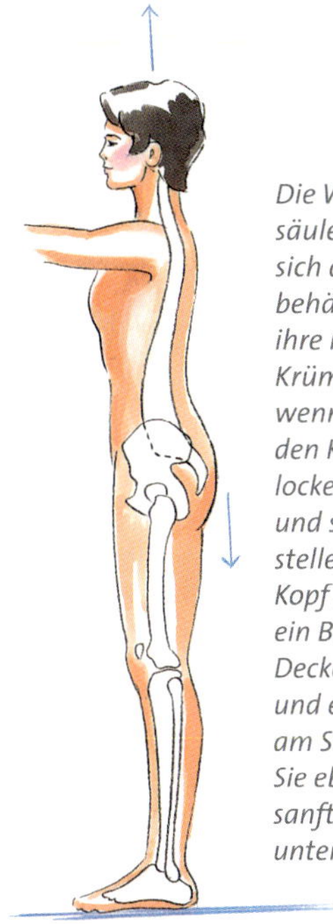

Die Wirbelsäule richtet sich auf und behält dabei ihre natürliche Krümmung, wenn Sie in den Knien locker bleiben und sich vorstellen, dass Ihr Kopf sanft wie ein Ballon zur Decke strebt und ein Band am Steißbein Sie ebenso sanft nach unten zieht.

Menschen mit einem Rundrücken benötigen unbedingt ein Kissen unter dem Kopf (nicht unter dem Hals!), damit der Nacken eine entspannte Position findet: parallel zum Boden oder mit einer leichten (!) Krümmung nach oben. Wie hoch das Kissen sein darf, müssen Sie ausprobieren. Wenn Ihr Blick senkrecht zur Zimmerdecke geht, ohne dass Sie die Augen weiter öffnen müssen, haben Sie die richtige Position.

5. Halten Sie Spannungen im oberen Brustkorb? Dafür gibt es eine einfache Lösung: einmal laut und tief seufzen! Das löst die Anspannung.

6. Wie steht's um Ihre Füße? So weit vom Gehirn entfernt, werden sie gern vergessen. Das haben sie nicht verdient, denn schließlich tragen sie uns durchs Leben!
Eine Fehlstellung der Füße beeinflusst Knie, Hüften und Rücken. Prüfen Sie daher, ob Ihre Füße nach innen oder nach außen rollen und ob Sie das Gewicht gleichmäßig auf der ganzen Fußsohle verteilen: Spüren Sie den Ballen unter dem großen Zeh, den kleinen Zeh und die Ferse gleichmäßig?
Ferner sollten Ihre Zehen lang sein und nicht so aussehen, als ob sie von viel zu kleinen Schuhen vergewaltigt würden!

7. Achten Sie bitte immer darauf, daß Knie- und Ellenbogengelenke nicht überstreckt werden, denn das würde sie unnötig belasten.

Neutrale Wirbelsäule, neutrales Becken

Diese beiden Begriffe werden Sie bei jeder Übung wiederfinden. Ziel ist, mit möglichst wenig Muskelkraft im Gleichgewicht zu bleiben und so – verspannungsfrei – die optimale Haltung zu finden.

Links: Becken und Wirbelsäule »neutral«, die ideale Haltung. Mitte: Becken kippt nach »Süden« (Seite 85), Hohlkreuz und Rundrücken sind die Folge. Rechts: Becken kippt nach »Norden«, die natürliche Krümmung der Wirbelsäule geht verloren.

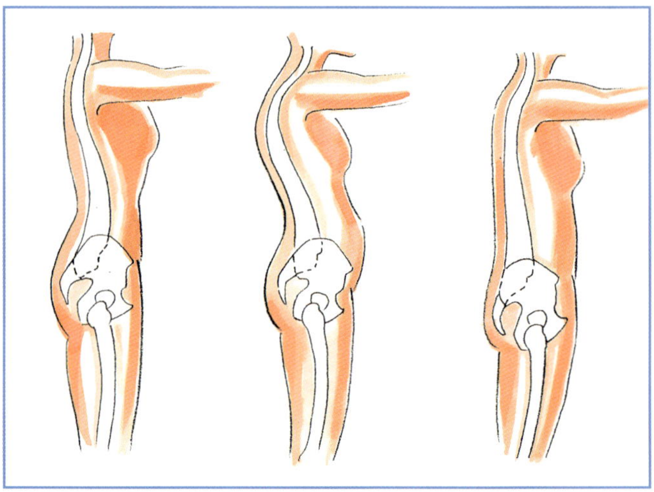

Neutrale Wirbelsäule – die Sprungfeder des Körpers

Vom Steißbein bis zum obersten Halswirbel, der etwa auf Höhe der Ohren liegt, reicht die Wirbelsäule. Ihre natürliche Form (= neutrale Wirbelsäule) zeigt – von der Seite betrachtet – eine doppelte »S«-Form.
Um Rückenprobleme zu vermeiden, soll bei vielen Übungen diese doppelte »S«-Form erhalten bleiben.

➤ Wenn Sie in der »Relaxation Position« (Seite 90) auf

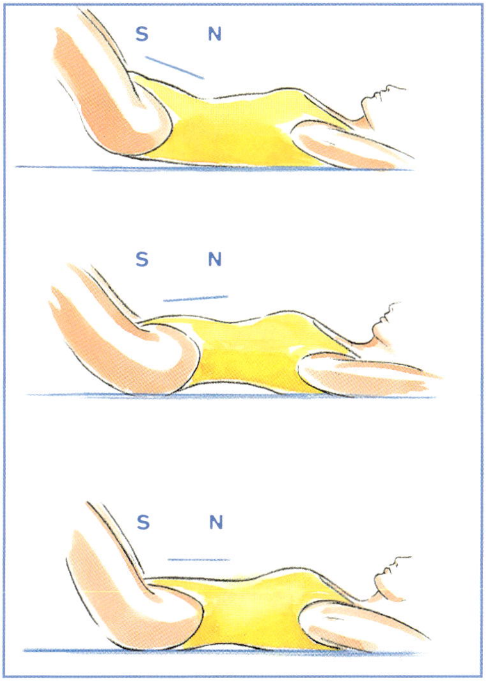

Stellen Sie sich einen Kompass auf Ihrem Bauch vor: Norden ist beim Bauchnabel, Süden beim Schambein. Kippen Sie Ihr Becken nach Norden (oben) oder Süden (Mitte), entsteht Spannung. Richtig ist, die Balance zu finden, die am wenigsten Muskeleinsatz erfordert.

dem Rücken liegen (Kissen unter Kopf, Seite 83), dann haben Sie im Idealfall im unteren Rücken wenig und unter dem Hals gar keinen Kontakt zum Boden. Testen Sie ruhig mit Ihren Händen, ob das auch bei Ihnen so ist!

Neutrales Becken

➤ Neutrales Becken bedeutet, dass sich die beiden Beckenkammknochen und der Schambeinknochen auf einer Ebene befinden, sodass Sie ein Tablett mit einem Glas Champagner daraufstellen könnten, ohne etwas zu verschütten. Das schaffen Sie natürlich nur in Rückenlage. Checken Sie auch in der Leiste, ob Sie dort noch Muskeln (in der Regel die Hüftbeugemuskeln) anspannen. Falls ja, versuchen Sie, sie loszulassen.

Die Herausforderung

➤ Verbinden Sie in der »Relaxation Position« (Seite 90) neutrale Wirbelsäule und neutrales Becken mit einem »aktiven Powerhouse«.

Das Powerhouse

Joseph Pilates nannte die Körpermitte zwischen Becken und Brustkorb das »Powerhouse«. Die zentrale Achse bildet die Wirbelsäule. Ein aktives Powerhouse hält den Bauch superflach und ist das A und O jeder Übung!

Anatomisch betrachtet, …

… handelt es sich hauptsächlich um vier Muskelgruppen:

- Die Beckenbodenmuskeln. Sie wollen sie spüren? Stellen Sie sich vor, Sie müssen dringend und keine Toilette ist in der Nähe. Dass es nicht in die Hose geht, verdanken Sie Ihren Beckenbodenmuskeln.
Neben dieser sympathischen Funktion tragen sie auch noch das ganze Gewicht unserer Organe.
- Der quer verlaufende Bauchmuskel, der der tiefste der vier Bauchmuskeln ist, quer über Ihren Bauch verläuft und die darunterliegenden Organe schützt. Er ist auch aktiv an der Ausatmung

beteiligt. Sie können ihn spüren, indem Sie Ihre Hände in die Taille legen und husten, niesen oder lachen.

- Die oberen und unteren schrägen Bauchmuskeln. Speziell die oberen schrägen Bauchmuskeln sind ganz wichtig, da sie dafür sorgen, dass die Rippen nicht hervorstehen und der Oberkörper eine geschlossene Einheit bildet.
- Die tiefen Rückenmuskeln.

All diese Muskeln bilden im Team einen (Kraft-)Gürtel um unsere Körpermitte und schnüren unsere Taille wie ein Korsett zusammen.

Das Powerhouse aktivieren

Die beiden Übungen *Zip up & hollow* (frei übersetzt: »hoch- und einziehen«) und *Navel to spine* (»Bauchnabel zur Wirbelsäule«) beschreiben perfekt die Muskelaktivität, die notwendig ist, um Ihr Powerhouse zu aktivieren: die Anspannung der Beckenbodenmuskeln und der tiefen Bauchmuskeln.

»Zip up & hollow«/ Hoch- und einziehen

Über die Vorstellung geht es oft leichter. Probieren Sie folgende Images im Liegen aus:

➤ Sie ziehen den Reißverschluss Ihrer Jeans hoch, allerdings befindet sich der Reißverschluss zwei Zentimeter unter Ihrer Bauchdecke. Achtung, nicht das Becken dabei kippen!

➤ Stellen Sie sich den Beckenboden als Fahrstuhl vor, und bewegen Sie ihn mit der Ausatmung hinauf in den 3. Stock. Portionieren Sie die Reise nach oben, indem Sie in jeder Etage eine Pause machen, um wieder einzuatmen (Ihr Aufzug wartet inzwischen). Oben angekommen, lassen Sie den Aufzug wieder Stockwerk für Stockwerk nach unten.

»Navel to spine«/ Nabel zur Wirbelsäule

Image-Vorschläge, die Ihnen auf die Sprünge helfen:

➤ Stellen Sie sich vor, an Ihrem Bauchnabel wäre ein Band mit einem Gewicht befestigt, das den Nabel sanft Richtung Wirbelsäule zieht.

➤ Stellen Sie sich vor, die Muskelfasern des quer verlaufenden Bauchmuskels glitten mit der Ausatmung von rechts und links zur Mitte kommend wie geölt ineinander. Unterstützen Sie dieses Image, indem Sie die Hände so auf den Bauch legen, dass die Fingerspitzen zueinander kommen. Lassen Sie nun die Finger – wie die Muskelfasern – ineinander gleiten.

Die Übungen zur Aktivierung des Powerhouses machen Sie am besten in der »Relaxation Position« (Seite 90). Legen Sie die Hände dabei aber auf den unteren Bauch!

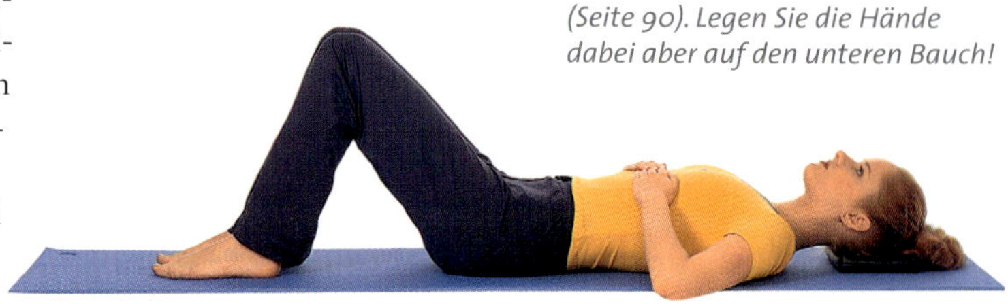

Die Atmung – ein Pilates-Special

➤ Bitte atmen Sie einmal ganz tief ein. Was passiert? Erholen Sie sich mit ein paar normalen Atemzügen, bevor Sie das Experiment gleich noch einmal wiederholen. Diesmal leiten Sie den Atem jedoch an eine andere Körperstelle. (Zuerst machen, bevor Sie weiterlesen!)

Lassen Sie mich raten: Einmal haben Sie in den Bauch geatmet und das andere Mal in den oberen Brustkorb und dabei Ihre Schultern gehoben. Stimmt's? Danke fürs Mitmachen!
Prinzipiell ist die Bauchatmung eine sehr gute Atemtechnik, speziell für die tiefe Entspannung. In der Pilates-Methode kollidiert sie jedoch mit der Muskelanspannung, die den Bauch flach hält (»aktives Powerhouse«).
In den oberen Brustkorb zu atmen, hat den Nachteil, dass die Schultern zu den Ohren wandern (Seite 83) und sich damit der Nacken verspannt. Außerdem kann so nur eine sehr oberflächliche Atmung stattfinden. Also was tun? Joseph Pilates' Lösung für seine Trainingsmethode:

tipp:

WICHTIGE ATEMREGELN

➤ Einatmen in der Ruhephase, als Vorbereitung für die nächste Übungsphase, Wirbelsäule verlängern.
➤ Ausatmen mit der Bewegung oder im anstrengendsten Teil der Übung.
➤ Auf gar keinen Fall die Luft anhalten, wenn es schwierig wird!

➤ Einatmen durch die Nase, Ausatmen durch den Mund. Öffnen Sie beim Ausatmen den Mund ganz locker vom Kiefergelenk her, und lassen Sie die Luft einfach ausströmen, ohne die Lippen anzuspannen.

Die seitliche Brustkorbatmung

Um den Körper maximal mit Sauerstoff zu versorgen, benutzen wir die seitliche Brustkorbatmung. Das macht Sinn, wenn man bedenkt, dass die Lungenhälften unter dem Brustkorb sitzen. Wenn wir also den unteren Teil des Brustkorbs nach hinten und in die Seiten expandieren, nutzen wir die Kapazität der Lungen optimal aus und nehmen mehr Sauerstoff auf. Ferner dehnen wir dabei gleichzeitig die kleinen Muskeln zwischen den Rippen und halten diese geschmeidig. Das führt zu mehr Mobilität im Oberkörper und löst Verspannungen.

➤ Probieren Sie es gleich aus. Legen Sie Ihre Hände auf die untersten Rippen, und leiten Sie Ihren Atem direkt zu Ihren Händen. Mit dem Einatmen werden so Ihre Hände auseinander gedrückt, Ihr Rücken weitet sich. Achtung, dass dieses »Weiten« nur in die Seiten geht und nicht doch wieder die Schultern nach oben rutschen!
Ein bisschen Übung – und Sie werden bald mit dieser »Pilates-Atmung« vertraut sein.

Let's start!

Der Pilates-Kurs für Einsteiger

Los geht's also mit dem Übungsprogramm für Einsteiger. Ein Programm, das Sie leicht mehrmals pro Woche einplanen und überall machen können, auch im Urlaub oder auf Geschäftsreisen. Denn außer einem Stretchband und einer Unterlage brauchen Sie nichts Besonderes, um einfach anzufangen! Und der Erfolg wird bald sicht- und spürbar sein.

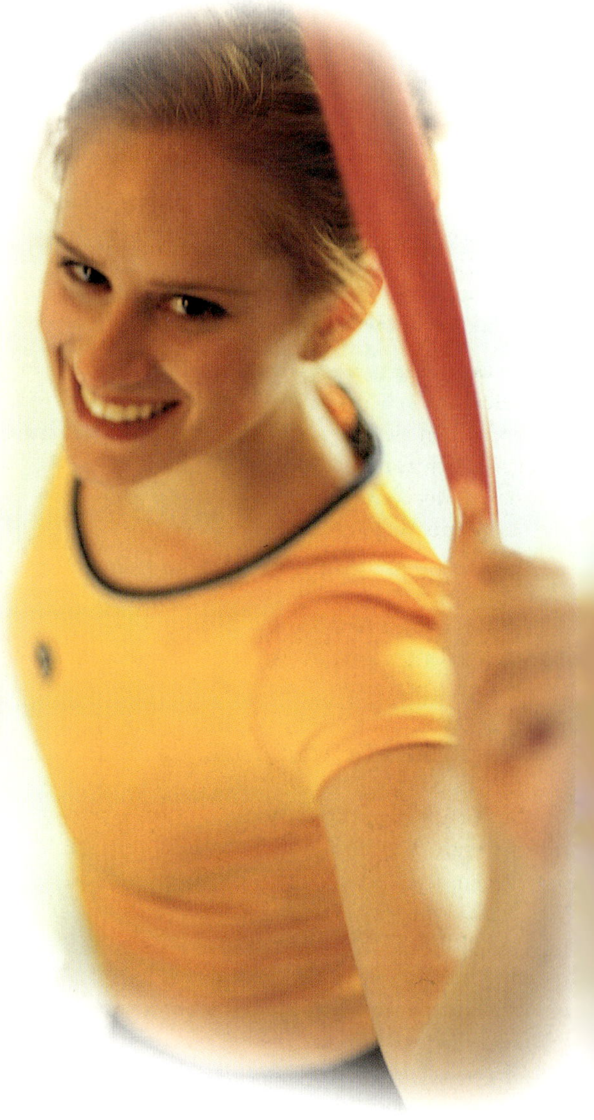

Ein paar wichtige Tipps vorab

Bevor Sie sich nun zu Boden stürzen …

Bereiten Sie sich vor

➤ Bringen Sie Handy und Telefon zum Schweigen.
➤ Suchen Sie sich eine ruhige Hintergrundmusik (Klassische Musik oder Entspannungsmusik eignen sich gut), selbstverständlich geht es auch ohne Musik.
➤ Besorgen Sie sich eine weiche Unterlage (Teppich, Decke, Matte).
➤ Tragen Sie bequeme Kleidung, die Ihre Bewegung nicht einschränkt.
➤ Barfuß ist am besten, alternativ können Sie Socken tragen.
➤ Ihr Equipment: ein festeres, flaches Kissen (oder ein zusammengelegtes Handtuch), ein etwas größeres Kissen, ein Stretchband (oder ein Schal), ein Tennisball (oder ein Apfel).

Wann sollten Sie nicht trainieren?

- Wenn Sie sich krank oder unwohl fühlen.
- Nach einer größeren Mahlzeit sollten Sie Ihrem Körper mindesten zwei Stunden zum Verdauen lassen.
- Nach Alkoholgenuss.
- Wenn Sie Schmerzmittel einnehmen, da dies Ihr natürliches Schmerzempfinden beeinträchtigt.

info:

Namen sind Schall und Rauch …

Joseph Pilates hat seine Trainingsmethode in Amerika entwickelt und populär gemacht, daher haben wir uns entschieden, Ihnen die original englischen Übungsbezeichnungen und Fachausdrücke nicht vorzuenthalten. Zum einen gibt es bislang noch keine einheitliche deutsche Übersetzung, zum anderen ist es oft schwer, sinnvolle Übersetzungen zu finden.

- In folgen Fällen sollten Sie Rücksprache mit Ihrem Arzt oder Physiotherapeuten halten: Wenn Sie gerade verletzt sind, unter Rückenschmerzen leiden, Probleme mit den Bandscheiben haben oder aus anderem Grund in ärztlicher Behandlung sind.
- Viele der Übungen sind auch für Schwangere geeignet; dieses Buch ist jedoch nicht als Schwangerschaftsgymnastik konzipiert. Bitte sprechen Sie deshalb gegebenenfalls mit Ihrem Arzt.

Wie oft und wie lange trainieren?

Für Untrainierte und Einsteiger in die Pilates-Technik ist es wichtig, langsam und sanft zu beginnen. Ein Trainingsprogramm, das Ihnen Spaß macht, werden Sie immer irgendwie in Ihrem Terminkalender unterbringen.
Je mehr Sie trainieren, desto schneller sehen Sie erste Resultate! Mindestens 3-mal pro Woche 30 bis 40 Minuten wären optimal.

Sie haben auf jeden Fall mehr davon, wenn Sie fünf Übungen langsam und korrekt ausführen, als wenn Sie das volle Programm unter Zeitdruck durchziehen.

Schritt für Schritt

➤ Lesen Sie jede Übung erst vollständig durch, bevor Sie sie ausprobieren.
➤ Trainieren Sie anfangs in der vorgegebenen Reihenfolge, da fortlaufend ergänzt und auf bereits Erklärtes zurückgegriffen wird. Sonst können Sie mit Begriffen wie »Eisschollen« oder »Imprinting« nichts anfangen.
➤ Wenn Sie später mit jeder Übung vertraut sind, können Sie sich Ihre Favoriten nach Lust und Laune zusammenstellen. Probieren Sie dann auch einmal die Image-Vorschläge, die ich Ihnen erst später gebe, bei den vorangegangenen Übungen aus.

So, genug gelesen, es wird höchste Zeit, dass Sie ins Trikot springen! Viel Spaß!

Relaxation Position

Entspannungshaltung

Fördert das Körperbewusstsein und hilft, Verspannungen zu lösen. »Abschalten und neu einstimmen!«

➤ Entspannen Sie sich am Anfang und Ende jeder Trainingssession etwa fünf Minuten lang in dieser Haltung. Viele der folgenden Übungen beginnen auch in der »Relaxation Position«. Deshalb ist sie besonders wichtig.

Starting-position

Legen Sie sich entspannt auf den Rücken.

1. Füße hüftbreit aufstellen: Winkeln Sie die Beine an, und stellen Sie die Füße etwa 30 cm vom Po entfernt flach auf den Boden – Hüftgelenk, Fuß und Knie auf einer Linie. Um den hüftbreiten Abstand zu finden, spreizen Sie Daumen und Zeigefinger weit auseinander. Die Distanz

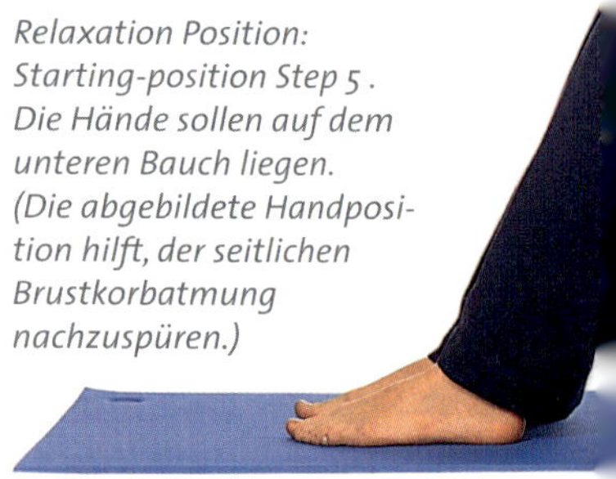

Relaxation Position: Starting-position Step 5. Die Hände sollen auf dem unteren Bauch liegen. (Die abgebildete Handposition hilft, der seitlichen Brustkorbatmung nachzuspüren.)

(etwa 15 cm) entspricht dem Abstand Ihrer Hüftgelenke, die deutlich näher liegen, als Sie vermutlich dachten.

2. Neutrale Wirbelsäulenposition (Seite 84): Die natürliche Krümmung der Wirbelsäule bleibt erhalten, die Lendenwirbelsäule wird nicht aktiv zum Boden gedrückt.

3. Becken gerade – sodass sich der Schambeinknochen und die beiden Beckenkammknochen auf einer Ebene befinden (Seite 85).

4. Gesicht parallel zum Boden. Legen Sie eventuell ein flaches Kissen (Seite 83) unter den Kopf. Falsch wäre, wenn Sie das Kinn so weit zur Brust ziehen, dass ein Doppelkinn entsteht; ebenso

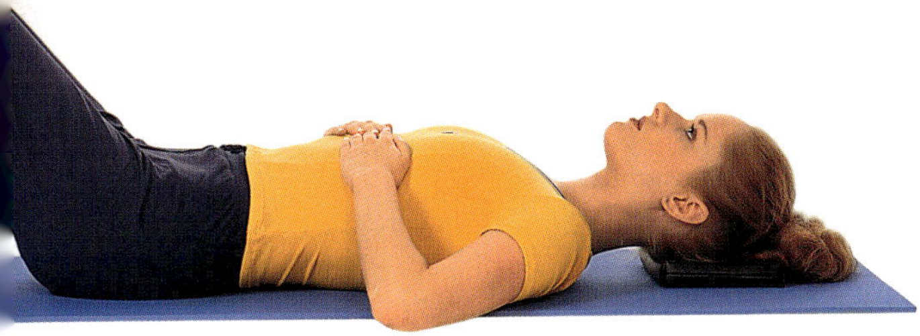

falsch wäre, wenn Sie die Nase so hoch nehmen, dass Ihr Hals überstreckt wird.

5. Hände auf den unteren Bauch legen. Entspannen Sie Handgelenke, Ellenbogen und Schultern.

Exercise

1. Beobachten Sie Ihren natürlichen Atemrhythmus, ohne ihn zu verändern. Spüren Sie, wie sich Ihr Bauch hebt, senkt und dann für eine Weile pausiert.

2. Schließen Sie nun die Augen, und beginnen Sie eine Reise durch Ihren Körper: Ihre Zehen und Ihre Füße schmelzen in den Boden wie Butter auf warmem Toast. Entspannen Sie Fußgelenke, Knie und Hüftgelenke – als würden Ihre Knie über einem Kleiderbügel hängen.
Stellen Sie sich vor, Sie liegen auf einem Heizkissen, und durch die Wärme lösen sich alle Verspannungen im unteren Rücken.
Entspannen Sie den Oberkörper. Geben Sie mehr Gewicht an den Boden ab (»Imprinting«, siehe Kasten).
Stellen Sie sich Ihr Brustbein als Holzsteg vor. Rechts und links sind Boote angebunden, das sind Ihre Rippen. Eine sanfte, gleichmäßige Wasserbewegung hebt und senkt den Steg behutsam.
Mit jedem Ausatmen sinken Ihre Schultern tiefer zum Boden. Entspannen Sie Nacken, Hals und Kopf.
Checken Sie Ihr Gesicht. Ist die Stirn entspannt, Ihr Kiefergelenk locker, die Zunge entspannt?
Vertrauen Sie der Unterlage und lassen Sie das Gewicht Ihres Kopfes einfach tief hineinsinken.

info:

IMPRINTING

Imprinting ist ein typischer Pilates-Fachbegriff und bedeutet in diesem Zusammenhang »Gewicht abgeben«. Sie kennen doch bestimmt den Hollywood Boulevard in Los Angeles, wo sich zum Beispiel Shirley Temple oder Fred Astaire mit einem Hand- oder Fußabdruck in weichem Zement verewigten? Wenn Sie sich nun vorstellen, wie Ihr Körper in den weichen Zement hineinsinkt, dann wissen Sie, was Imprinting ist. Probieren Sie es gleich einmal in der »Relaxation Position« aus, und verewigen Sie Füße, Rücken und Kopf »im weichen Zement«.

Neck Rolls & Co.

Gegen Verspannungen in Hals, Nacken und Schultern – die Erlösung nach einem langen Arbeitstag!

Starting-position

für alle drei Übungen: »Relaxation Position«, mit seitlicher Brustkorbatmung (Seite 87).

Neck Rolls

Nackenrollen

Exercise

1. Tief einatmen, in die Seiten und den Rücken (seitliche Brustkorbatmung), die Wirbelsäule dabei verlängern.
2. Mit dem Ausatmen lassen Sie den Kopf durch sein Eigengewicht langsam und sanft nach rechts rollen.
3. Mit dem Einatmen bringen Sie den Kopf in die Ausgangsposition zurück; immer noch einatmend heben Sie das Kinn etwas in Richtung Decke, Blick diagonal nach hinten.
4. Ausatmen und gleichzeitig das Kinn in Richtung Brust ziehen, ohne den Kopf vom Boden abzuheben, Blick diagonal nach vorn.
5. Wieder tief einatmen und den Kopf in die neutrale Wirbelsäulenposition (Seite 84) bringen, Nacken lang und entspannt, Blick zur Decke, der Rücken sinkt noch tiefer in die Unterlage (»Imprinting«, Seite 91).

Wiederholen Sie die Übung nach links.

- Jeweils 3- bis 5-mal nach rechts und nach links.

Attention

➤ Rollen Sie den Kopf genau in seiner Achse, als ob Sie mit der Nasenspitze einen Halbkreis von links nach rechts beschrieben.

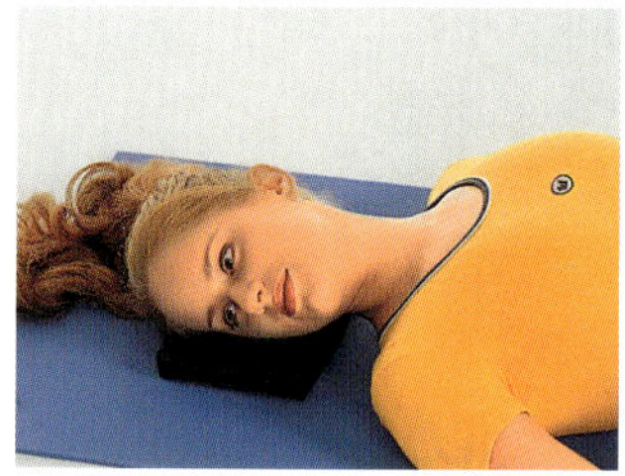

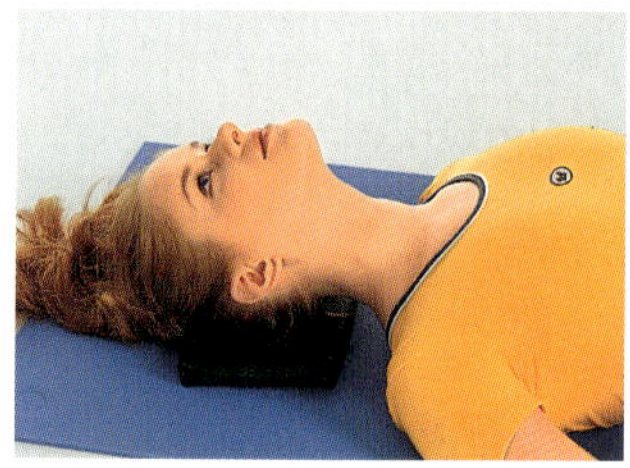

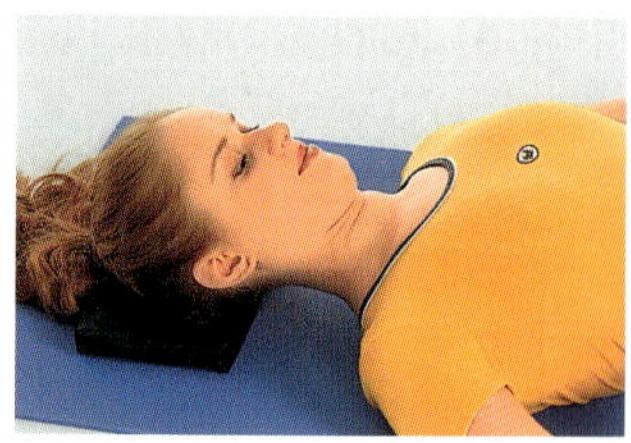

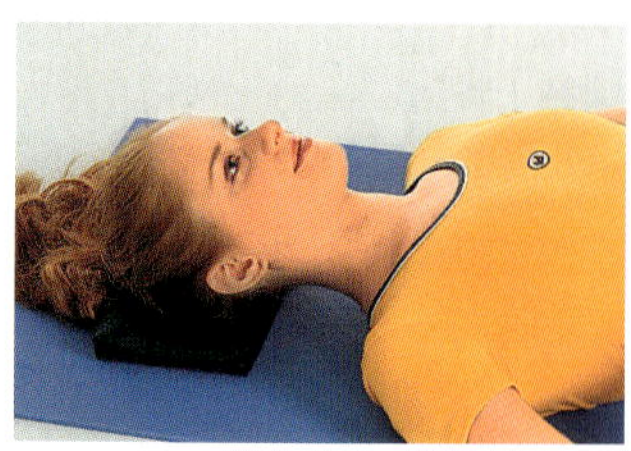

Neck Rolls: von oben nach unten Exercise Step 2, 3, 4 und 5

Nose Spiral

Nasenspirale

Exercise

1. Schließen Sie die Augen. Stellen Sie sich eine Spirale vor, die Sie von der Mitte aus mit Ihrer Nasenspitze nachfahren. Fangen Sie mit ganz kleinen Kreisen im Uhrzeigersinn an, und vergrößern Sie sie langsam. Kopf und Nacken entspannen sich.
2. Wenn Ihre Spirale einen Durchmesser von etwa 6 cm erreicht hat, verkleinern Sie die Kreise gegen den Uhrzeigersinn, bis Sie wieder in der Mitte angekommen sind.
● 3-mal.

Attention

➤ Versuchen Sie, die Kreise rund und flüssig zu ziehen.

Shoulder Drops with Twist

Schulterdehnung

Exercise

1. Heben Sie beide Arme gestreckt – nicht überstreckt – direkt über Ihren Schultern zur Decke, die Handinnenflächen einander zugewandt.
2. Einatmen zur Vorbereitung.
3. Ausatmen, Powerhouse aktiv (Seite 86). Halten Sie das Becken ruhig und stabil. Ziehen Sie mit der linken Hand diagonal hoch nach rechts, vor dem rechten Arm vorbei, in die Richtung, wo sich Decke und Wand treffen. Ihr Schulterblatt hebt sich vom Boden, und Ihr Kopf dreht sich locker in die gleiche Richtung mit, ohne aktiv geführt zu werden. Genießen Sie den Stretch zwischen den Schulterblättern!
4. Einatmen; mit dem nächsten Ausatmen lassen Sie das linke Schulterblatt wieder in die weiche Unterlage sinken (»Imprinting«, Seite 91).

Wiederholen Sie die Übung zur anderen Seite.
● 10-mal jede Seite, immer im Wechsel.

Attention

➤ Lassen Sie möglichst viel Platz zwischen Schultern und Ohren.
➤ Halten Sie während der ganzen Übung das Becken in neutraler Position und das Powerhouse aktiv (Seite 86).
➤ Gehen Sie nicht zu weit in die Dehnung: Die Übung darf nicht schmerzen, sondern soll sehr angenehm sein.

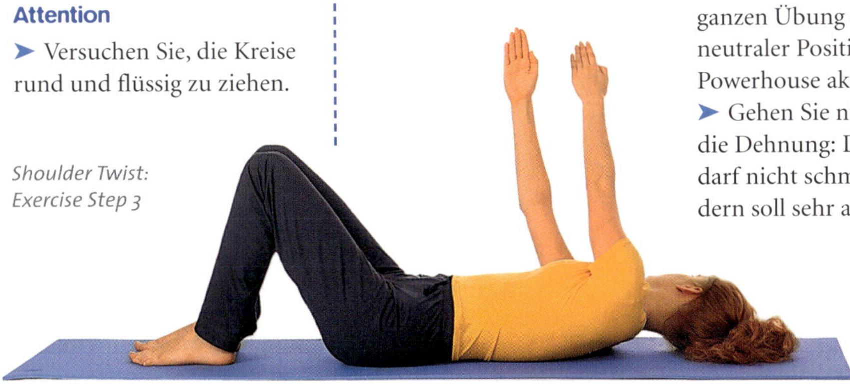

Shoulder Twist: Exercise Step 3

info:

DER ATEMRHYTHMUS

Die richtige Koordination von Atem und Bewegung ist eines der Grundprinzipien (Seite 83) der Pilates-Methode. Deshalb sind die Übungsbeschreibungen immer nach Atemphasen gegliedert.

Als Anfänger hat man allerdings zunächst genug damit zu tun, die Bewegungen richtig zu machen. Es erfordert etwas Übung und Geduld, den Bewegungsfluss mit der Atmung zu koordinieren.

Lassen Sie sich also Zeit und gehen Sie die Sache easy an: Lernen Sie zuerst den Bewegungsablauf, und ignorieren Sie dabei noch die Anweisungen für die Atmung. Atmen Sie einfach ganz natürlich, ohne die Luft anzuhalten.

Erst wenn der Bewegungsablauf klar ist, lesen Sie nochmals den Text durch und vervollständigen die Übung. Sie werden überrascht sein, wie oft Sie instinktiv schon »richtig« geatmet haben!

Hip Rolls

Hüftrollen

Formt Bauch und Taille und dehnt die Seiten, den unteren Rücken und die Brustmuskeln.

Equipment: ein Tennisball (oder ein Apfel).

Starting-position

1. Legen Sie sich auf den Rücken, Arme in Schulterhöhe zur Seite ausgebreitet, Handflächen nach unten.
2. Beugen Sie ein Knie nach dem anderen zum Oberkörper, sodass beide Knie genau über der Hüfte sind. Die Unterschenkel im rechten Winkel zu den Oberschenkeln, also parallel zum Boden. Füße gestreckt und fest zusammen.
3. Klemmen Sie einen Tennisball zwischen die Knie.

Hip Rolls: Starting-position Step 2

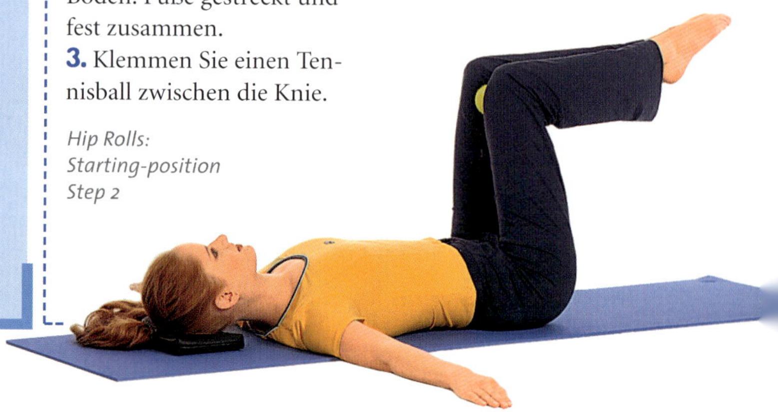

Exercise

1. Einatmen, dabei Wirbelsäule verlängern.
2. Mit dem Ausatmen ziehen Sie den Bauchnabel zur Wirbelsäule, ohne das Becken zu kippen. Gleichzeitig senken Sie die Beine ein wenig nach rechts in Richtung Boden – aber nur so tief, dass Sie die Schultern noch am Boden halten können. Der Kopf dreht zugleich entspannt nach links.
3. Einatmen, ausatmen und wieder den Bauchnabel zur Wirbelsäule ziehen. Durch die Kraft aus der Mitte – Ihr aktives Powerhouse – kommen die Beine zurück in die

Hip Rolls: Exercise Step 2

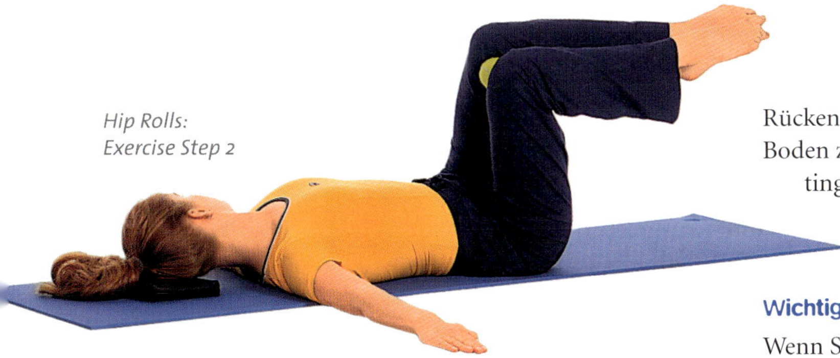

Ausgangsposition. Gleichzeitig rollt auch der Kopf zur Mitte zurück.

Einatmen; mit dem nächsten Ausatmen die Übung zur anderen Seite machen.

● 10-mal jede Seite, immer im Wechsel.

Attention

➤ Senken Sie die Beine nur so weit zum Boden, wie Sie die Übung mit den Bauchmuskeln kontrollieren können. Wenn das Becken kippt und ein Hohlkreuz entsteht oder wenn die Schultern nicht am Boden bleiben, sind Sie zu tief gegangen.

➤ Sie ziehen den größten Nutzen aus dieser genialen Stretch-Übung, wenn Sie die Beine fest aneinander gedrückt halten. Der Tennisball erinnert Sie ständig daran.

➤ Wenden Sie die seitliche Brustkorbatmung (Seite 87) an, und versuchen Sie, so viel Rücken wie möglich am Boden zu lassen (»Imprinting«): Das trainiert Ihre schrägen Bauchmuskeln.

Wichtig

Wenn Sie Bandscheibenprobleme oder sonstige Schmerzen im unteren Rücken haben, fragen Sie bitte Ihren Arzt oder Krankengymnasten um Rat, bevor Sie die Übung machen.

tipp:

Erste Hilfe bei Periodenschmerzen

Kennen Sie das auch, das lästige Ziehen im unteren Rücken vor und während der Periode? Mit diesem einfachen Trick sorgen Sie schnell und unkompliziert für Abhilfe:

1. Legen Sie sich in die »Relaxation Position«, und platzieren Sie einen Ball (Durchmesser ca. 15 cm) oder ein dickes Kissen zwischen Ihre Knie.
2. Mit dem Ausatmen drücken Sie nun Ihre Knie so fest wie möglich gegen den »Widerstand« von Ball oder Kissen zusammen.
3. Einatmen, entspannen.

● Etwa 5-mal wiederholen.

Diese Übung sorgt für eine wohltuende Entspannung im unteren Rücken.

For Knees & Hamstrings

Equipment für beide Übungen: ein Stretchband aus dem Sportgeschäft (alternativ: ein Schal, feste Strumpfhose).

Starting-position

für beide Übungen: »Relaxation Position«.

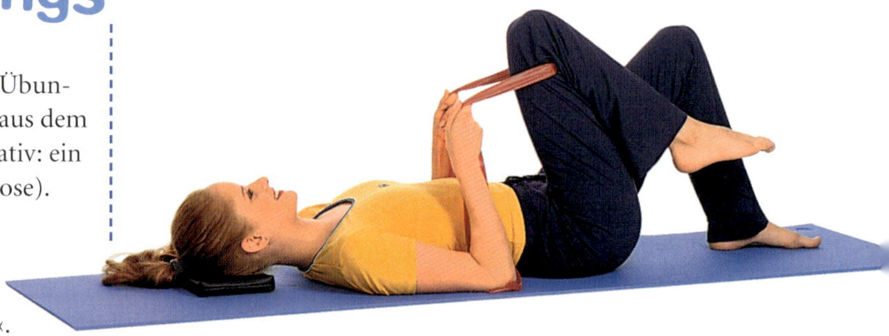

Knee Stirs: Exercise Step 2

Knee Stirs

Mit den Knien rühren

Befreit das Hüftgelenk und den unteren Rücken von Verspannungen.

Exercise

Atmen Sie während der Übung ganz natürlich, ohne die Luft anzuhalten.

1. Beugen Sie das rechte Knie, sodass es senkrecht über der Hüfte ist. Legen Sie das Stretchband hinter den Oberschenkel, nahe beim Knie. Halten Sie in jeder Hand ein Bandende so, dass die Handgelenke lang bleiben. Ellenbogen dicht am Körper. Der Unterschenkel fällt locker auf den Oberschenkel.

2. Stellen Sie sich vor, der Oberschenkel sei ein Kochlöffel und Ihr Hüftgelenk ein Suppentopf. Rühren Sie nun die Suppe um – 5-mal im Uhrzeigersinn, 5-mal dagegen.

Wiederholen Sie die Übung mit dem anderen Bein.

● 1-mal pro Bein, je 5-mal im Uhrzeigersinn, 5-mal dagegen.

Attention

➤ Bewegen Sie den Oberschenkel nicht aktiv, sondern lassen Sie ihn vom Schal und Ihren Händen führen.

➤ Das Hüftgelenk ist ein Kugelgelenk mit einem großen Bewegungsradius. Halten Sie die Kreise dennoch klein, dafür aber ganz flüssig und rund. Spüren Sie, wie die Muskeln um das Hüftgelenk langsam loslassen und Ihr Oberschenkelknochen tiefer in die Gelenkpfanne hineinsinkt.

➤ Prüfen Sie, ob Ihr Unterschenkel wirklich ganz locker ist, sonst haben Sie nur den halben Genuss bei dieser Übung!

Hamstring Stretch

Die »Schinken« dehnen

Dehnt die Hamstrings (die Muskeln hinten am Oberschenkel, die auch Beinbeuger heißen) und die Waden.

Diese Muskeln sind bei vielen Menschen verkürzt. Sie wollen wissen, ob das bei Ihnen auch so ist? Können Sie Ihre Schuhe mit gestreckten Knien zubinden? Nein? Dann ist diese Übung für Sie!

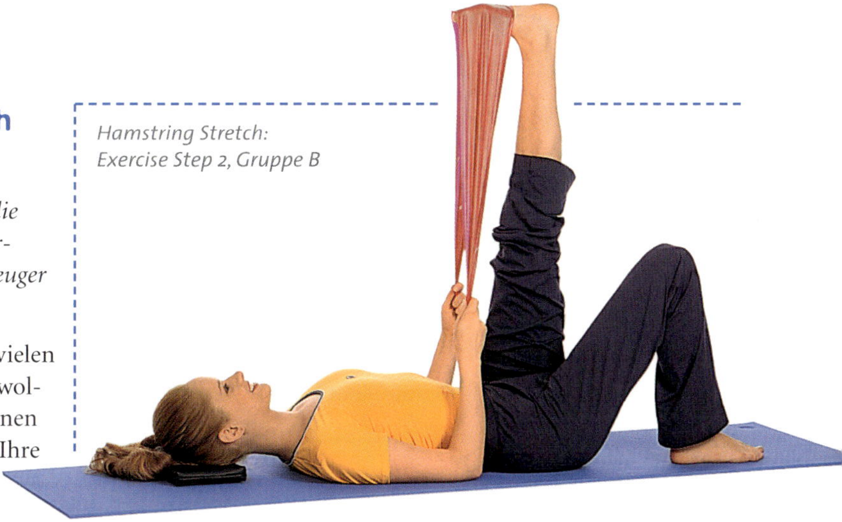

Hamstring Stretch: Exercise Step 2, Gruppe B

Exercise

1. Legen Sie das Stretchband um die vordere Hälfte Ihres Fußes, also unter Fußballen und Zehen. Halten Sie das Band wie eben beschrieben.
2. Strecken Sie nun langsam das Knie, und bringen Sie den Fuß in Richtung Decke. Hier teilen wir uns eben einmal in zwei Gruppen:

- *Gruppe A* sagt »Unmöglich!«: Versuchen Sie es einmal mit einem 45°-Winkel zum Boden (wenn es geht), und halten Sie das Knie ruhig etwas gebeugt. Mit jeder Wiederholung setzten Sie Ihr Ziel ein klein wenig höher, aber nur so weit, wie sich die Dehnung noch gut anfühlt. O. k.?
- *Gruppe B* sagt »Kein Problem!«: Verschärfen Sie die Dehnung, indem Sie die Ferse zur Decke und die Zehenspitzen nach unten ziehen – unterstützt von dem Zug, den Sie durch das Stretchband ausüben.

3. Wieder für alle: Halten Sie die Streckung über fünf tiefe Atemzüge, und beugen Sie dann das Bein wieder.

- 5-mal jede Seite.

Attention

➤ Atmen Sie ruhig und bewusst weiter. Auf gar keinen Fall die Luft anhalten!
➤ Je mehr Sie sich entspannen, desto besser! Sind Sie zum Beispiel vorn in der Leiste wirklich locker? Stellen Sie sich vor, Sie liegen auf einem warmen Heizkissen, das alle Verspannungen im unteren Rücken und Po löst.
➤ Ist Ihr Becken noch in »neutraler Position«? Nein? Dann ist Ihr Bein zu hoch! Nehmen Sie es tiefer, und überprüfen Sie Ihre Beckenstellung noch einmal.

Curl Ups

Kräftigt die Bauchmuskeln und mobilisiert Nacken und Rücken. Formt die Taille! Die nächste Bikinisaison kommt bestimmt …

Curl Ups with a Towel

Hochrollen mit Handtuch

Equipment: ein mittelgroßes Handtuch.

Starting-position

1. Legen Sie sich in die »Relaxation Position« auf Ihr Handtuch.

2. Bevor Sie mit der Übung beginnen, rollen Sie Ihren Kopf locker nach rechts und links, um den Nacken zu entspannen.

3. Greifen Sie nun mit beiden Händen die Ecken des Handtuchs hinter Ihrem Kopf.

4. Prüfen Sie, ob Ihr Becken in neutraler Position ist.

Exercise

1. Einatmen als Vorbereitung.

2. Ausatmen, Powerhouse aktivieren (Seite 86).
Heben Sie das Handtuch mit nach außen gebeugten Ellenbogen hoch. Schultern tief, maximaler Abstand zwischen Schultern und Ohren.
Verlängern Sie Ihren Nacken, und bringen Sie das Kinn näher zur Brust – als ob Sie ein rohes Ei halten würden.
Lassen Sie das Brustbein nach unten sinken, und rollen Sie langsam Wirbel für Wirbel maximal so weit nach oben, dass Sie die unteren Kanten der Schulterblätter noch am Boden spüren.
Kopf, Hals und Schultern ruhen im Handtuch.
Halten Sie das Becken in neutraler Position, also erlauben Sie dem Schambeinknochen nicht, höher zu kommen als die beiden Beckenkammknochen.
Ihr Bauchnabel zieht dabei zur Wirbelsäule, und die ganze Bauchdecke bewegt sich nach unten, als ob durch das Ausatmen ein Vakuum in Ihrem Bauchraum entstünde.

3. Einatmen, während Sie langsam wieder in die Ausgangsposition zurückrollen.

- 10-mal.

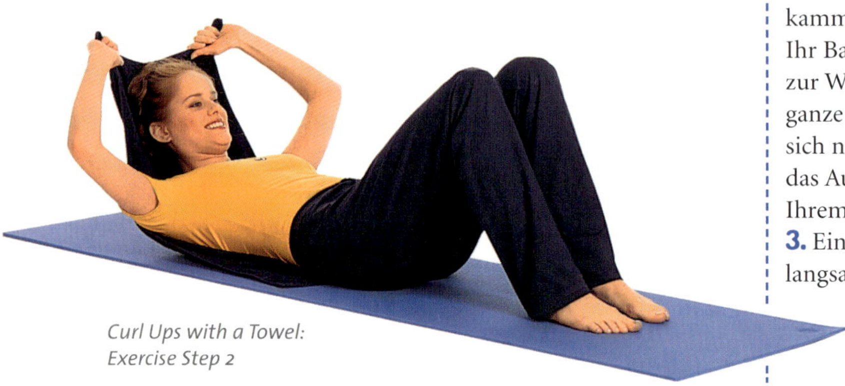

Curl Ups with a Towel: Exercise Step 2

Attention

➤ Das A und O dieser Übung ist, das Powerhouse aktiv zu halten, also den Bauch so flach wie möglich! Zwar ist es einfacher, diese Übung mit dem großen, langen Bauchmuskel (Waschbrettmuskel) auszuführen, da dieser in der Regel kräftiger ist – aber das ist nicht das Ziel: Wir versuchen, die kleinen Muskeln (quer laufende und schräge Bauchmuskeln, untere Rückenmuskeln) zu trainieren, die für eine gute Haltung verantwortlich sind und uns von innen stützen.

➤ Integrieren Sie die Rippen in den Rücken: Achten Sie darauf, dass die unteren Rippen nicht wie die Spitzen von Eisschollen herausragen. Ziehen Sie sie unter die Wasseroberfläche! Damit aktivieren Sie Ihre oberen schrägen Bauchmuskeln.

Wenn Sie die Curl Ups mit dem Handtuch mit Bravour meistern, dann versuchen Sie mal diese schwerere Variante:

Curl Ups

Hochrollen (mit einer Hand hinter dem Kopf)

Starting-position

1. »Relaxation Position«. Eine Hand hinter dem Kopf, die andere Hand auf dem unteren Bauch – zur Kontrolle, ob er auch wirklich flach bleibt.

Exercise

1. Einatmen als Vorbereitung.
2. Ausatmen, Powerhouse aktivieren (Seite 86). Beugen Sie den Ellenbogen neben Ihrem Kopf leicht nach vorn. Rollen Sie, wie eben, Wirbel für Wirbel nach oben.
3. Einatmen, während Sie langsam zurückrollen. Nach jedem Zurückrollen die Ellenbogen zur Seite öffnen und ablegen.

Wechseln Sie die Hände nach fünf Curl Ups.

● 5-mal pro Handposition.

Test

Kleben Sie ein Stück Kreppklebeband vom Schambeinknochen bis zum Bauchnabel. Schaffen Sie die Curl Ups, ohne dass das Klebeband Falten schlägt?

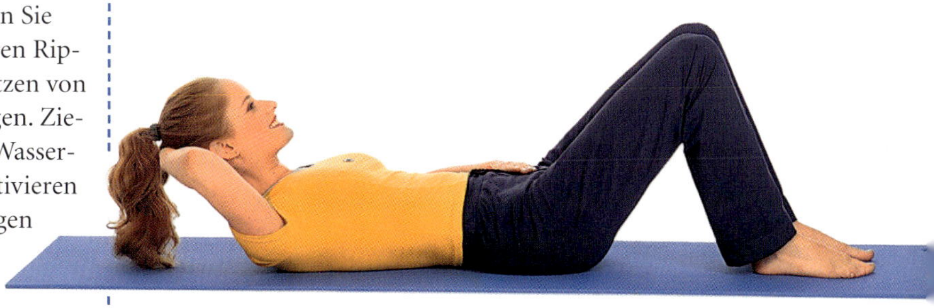

Curl Ups (mit Hand): Exercise Step 2

Spine Curls

Rückenwellen

Fördert die Flexibilität der Wirbelsäule und die Stabilität im Becken, trainiert die tiefen Bauchmuskeln, die Innenmuskeln der Beine und strafft den Po.

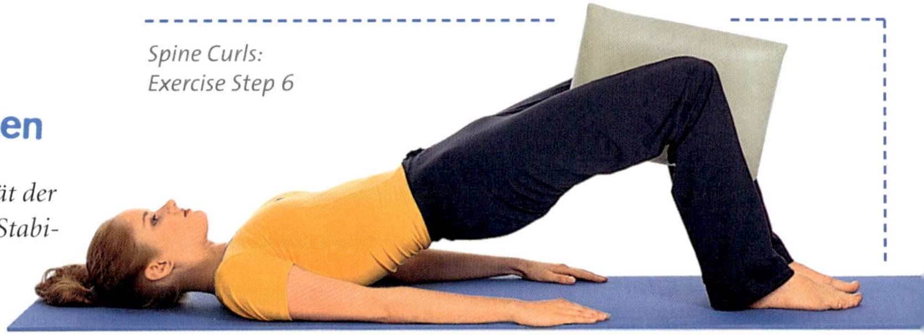

Spine Curls: Exercise Step 6

Equipment: ein größeres Kissen (alternativ ein gerolltes, größeres Handtuch oder ein Ball, 10–15 cm Ø) und eventuell ein flaches, festes Kissen unter dem Kopf.

Starting-position

1. »Relaxation Position«.
2. Klemmen Sie das größere Kissen zwischen Ihre Knie.
3. Die flachen Füße stehen parallel, etwa 10 cm auseinander, die Arme liegen nah am Körper, Ellenbogen leicht gebeugt und am Boden, Handinnenflächen nach unten. Prüfen Sie, ob Ihr Becken noch in »neutraler Position« liegt (Seite 84).

Exercise

1. Tief Einatmen als Vorbereitung.
2. Ausatmen, Powerhouse aktiv. Ziehen Sie den Bauchnabel zur Wirbelsäule, und drücken Sie den unteren Rücken gegen den Boden, sodass Sie das Steißbein ein kleines Stück nach oben bewegen. Stellen Sie sich vor, Sie seien ein soeben gescholtener Hund, der den Schwanz einzieht.
Gleichzeitig drücken Sie das Kissen zwischen Ihren Knien fest zusammen.
3. Einatmen, Beckenboden- und Bauchmuskeln bleiben angespannt und in Position.
4. Mit dem nächsten Ausatmen verlängern Sie Ihre Wirbelsäule wie ein Kaugummi und rollen einen Wirbel nach dem anderen auf den Boden zurück.
5. Einatmen, dabei die Wirbelsäule verlängern (Seite 83). Das Steißbein sollte hier wieder am Boden liegen und Ihr Becken in der »neutralen Position« sein.
6. Ausatmen, und jetzt mit jeder Wiederholung etwas höher kommen, jedoch nur maximal so hoch, dass Sie die Unterkanten der Schulterblätter noch am Boden spüren können.

● 1-mal etwa 5 cm,
1-mal etwa 10 cm,
1-mal etwa 15 cm,
5-mal etwa 20 cm.

Attention

➤ Wenn Ihr Becken oben ist, muss der Schambeinknochen höher sein als Ihr Bauchnabel, sonst belasten Sie Ihren unteren Rücken zu sehr und kommen nicht in den Genuss der Dehnung des Hüftbeugemuskels.
➤ Verteilen Sie das Gewicht gleichmäßig auf Ihre Füße, also weder Innen- noch Außenkanten extra belasten.
➤ Brustbein sinkt nach unten, Schlüsselbeine ziehen nach außen, Schultern tief, obere schräge Bauchmuskeln angespannt.
➤ Beim Hoch- und Runterrollen unbedingt über jeden einzelnen Wirbel rollen und sie nicht im Doppelpack abheben oder ablegen.

Variante: Die Treppe

Kommen Sie nach dem Hochrollen per »Treppe« zurück zum Boden:

1. Schieben Sie dazu das Becken parallel zum Boden 3 bis 5 cm nach rechts, dann senken Sie das Becken um 2 bis 3 cm nach unten, bringen es parallel zum Boden zurück zur Mitte und dann auf gleicher Höhe 3 bis 5 cm rüber nach links, wo Sie es wieder 2 bis 3 cm senken. Mit 4 bis 6 »Stufen« sind Sie dann unten angekommen.

Probieren Sie es ohne Kissen zwischen den Knien, Füße und Knie hüftbreit.

Wichtig

Wer Bandscheibenprobleme hat, sollte grundsätzlich keine Roll- und Drehbewegungen mit der Wirbelsäule machen. Bitte sprechen Sie mit Ihrem Arzt oder Krankengymnasten!

Ein schöner Übungsabschluss:

Hip Flexor Stretch

Dehnung der Hüftbeugemuskeln

Exercise

1. Legen Sie sich auf den Rücken. Beugen Sie ein Bein möglichst nah zum Oberkörper, und lassen Sie das andere Bein gestreckt am Boden.
2. Legen Sie beide Hände auf das Knie und ziehen Sie es sanft zum Körper. Halten Sie die Dehnung über je 5 tiefe Atemzüge. Nicht die Luft anhalten!

● Jede Seite 2-mal.

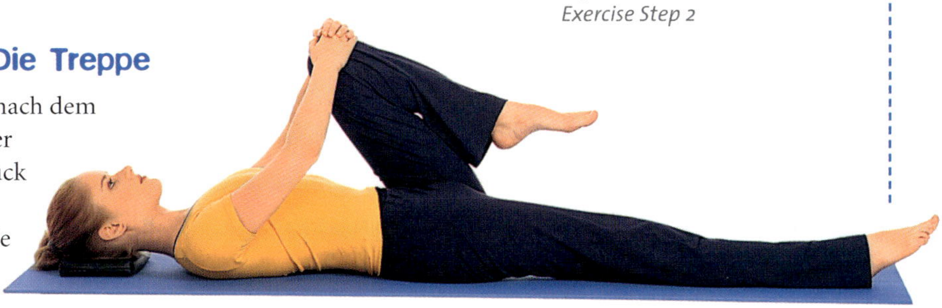

Hip Flexor Stretch: Exercise Step 2

Small Arches
Kleine Bögen

Kräftigt den Rücken, stabilisiert die Schulterblätter – eine Übung zum Genießen!

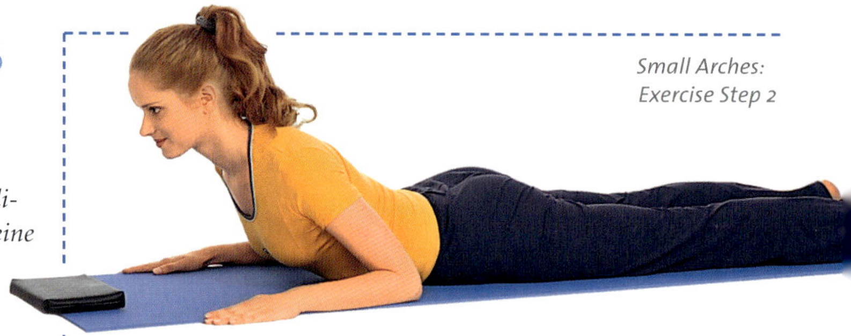

Small Arches: Exercise Step 2

Starting-position

1. Legen Sie sich auf den Bauch, die Beine parallel und hüftbreit (Seite 90).
2. Legen Sie die Stirn auf ein flaches, festes Kissen (oder auf ein gefaltetes Handtuch), sodass Ihre Nase Platz hat und Ihr Nacken lang bleibt.
3. Beugen Sie die Ellenbogen, und legen Sie die Arme so nah wie möglich am Körper auf den Boden. Die Hände sind dabei etwa in Schulterhöhe, Handinnenflächen und Ellenbogen auf dem Boden.
4. Maximale Distanz zwischen Schultern und Ohren!

Exercise

1. Zur Vorbereitung Ein- und Ausatmen, denn diese Übung beginnt ausnahmsweise mit dem Einatmen!
2. Mit dem nächsten Einatmen also verlängern Sie Ihren Hals nach vorne – wie eine Schildkröte, die den Kopf aus dem Panzer streckt. Ihre Schultern ziehen kräftig Richtung Taille, Ihr Blick ist noch zum Boden gerichtet. Nun verfolgen Sie mit dem Blick einen Käfer, der von Ihnen aus geradewegs zur Wand krabbelt.
Er läuft sie noch 20 bis 30 cm hoch, bevor er umkehrt und zu Ihnen zurückkommt. Während Sie dem Käfer nachschauen, heben Sie den Oberkörper langsam vom Boden ab. Versuchen Sie, das Brustbein vor die Schultern zu bringen (in Richtung Käfer), und öffnen Sie die Schlüsselbeine nach rechts und links. Gehen Sie nur so hoch, dass die untersten Rippen noch am Boden bleiben.
3. Ausatmen, wenn Sie wieder Wirbel für Wirbel nach unten abrollen.

● 5-mal.

Attention

➤ Nabel zur Wirbelsäule, als ob sich ein neugeborenes Küken unter Ihrem Bauch befände, und Becken in »neutraler Position« während der ganzen Übung! Spüren Sie den Schambeinknochen und die beiden Beckenkammknochen gleichmäßig am Boden.
➤ Beim Hochrollen: Erste Priorität ist VOR, dann

info:

Was wir von Gänsen lernen können

Der beliebteste Fehler bei den »Small Arches« ist, das Kinn zu hoch zu nehmen und dabei im Nacken zu stark abzuknicken.
Beobachten Sie bei nächster Gelegenheit einmal Gänse (oder Schwäne) beim Trinken. Sie nehmen erst mit dem Schnabel Wasser auf und heben dann den Kopf hoch, damit das Wasser die Speiseröhre im langen Hals hinunterfließen kann. Würden sie den Nacken zu sehr abknicken, dann wäre die Pipeline – die Speiseröhre – nicht frei, und das Wasser könnte nicht ungehindert nach unten fließen.

Dieses Phänomen können Sie gleich einmal in den »Arches« testen, indem Sie am höchsten Punkt versuchen zu schlucken. Fällt es Ihnen außergewöhnlich schwer, ist Ihr Kinn vermutlich zu hoch. Schaffen Sie es mühelos, dann stimmt die Relation zwischen Kopf, Hals und Nacken.

kommt lange nichts, und erst dann geht‘s nach oben. Sie sollen sich nach dem Training nämlich besser fühlen als vorher und nicht schmerzgeplagt zum Chiropraktiker rennen!

Rest Position

Ruheposition

Grundsätzlich sollten Sie nach jeder Überstreckung der Wirbelsäule ein paar Minuten in die Rest Position kommen. Vielleicht kennen Sie sie schon aus anderen Sportarten. In dieser Haltung wird die ganze Wirbelsäule vom Lendenwirbelbereich über den mittleren Rücken bis zum oberen Teil gedehnt.

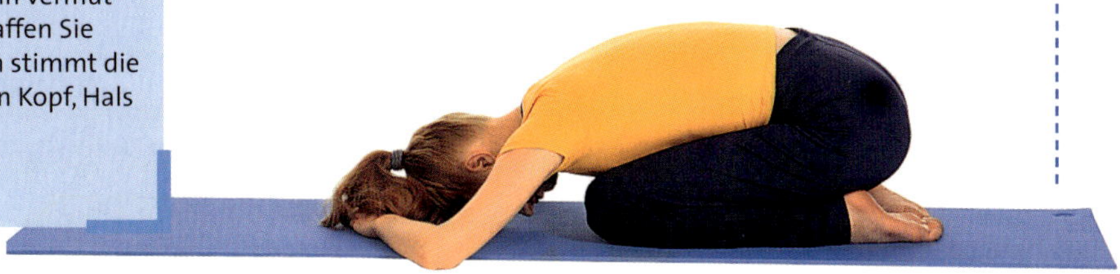

Rest Position: Exercise Step 1

Exercise

1. Knien Sie sich etwa schulterbreit hin, und setzen Sie sich auf die Fersen, die großen Zehen berühren sich. Senken Sie den Oberkörper, bis er zwischen den geöffneten Knien ruht. Die Unterarme liegen vor Ihnen auf dem Boden. Die Stirn liegt am Boden.
2. Entspannen Sie Kopf, Hals und Nacken. Tiefe Atemzüge (seitliche Brustkorbatmung) helfen Ihnen, rasch Entspannung zu finden.

Wichtig

Bei Knieproblemen sollten Sie diese Übung nicht machen, da sie zu viel Druck auf die Kniegelenke ausübt. Legen Sie sich stattdessen auf den Rücken in die Fötus-Haltung (die Arme umfassen die angewinkelten Beine).

Star
Stern

Trainiert Rücken, Bauch und die Auswärts-Rotatoren der Beine. Die ideale Vorbeugung gegen Rückenprobleme.

Equipment: eventuell ein flaches, festes Kissen.

... mit den Beinen

Starting-position

1. Legen Sie sich auf den Bauch, die Stirn ruht auf den vor Ihnen gefalteten Händen. Die Beine sind etwas weiter als hüftbreit geöffnet und nach außen gedreht, die Füße gestreckt.
Wenn Ihnen die Bauchlage Rückenschmerzen bereitet, versuchen Sie es mit einem flachen, festen Kissen unter dem Bauch, um das Becken etwas zu kippen. Beginnen Sie ganz langsam und sanft. Wenn Sie unter Ischias-Schmerzen leiden, halten Sie die Beine parallel (statt auswärtsgedreht).

Exercise

1. Einatmen.
2. Ausatmen. Ziehen Sie den Bauchnabel zur Wirbelsäule (ohne das Becken zu kippen) – als ob ein Eiswürfel unter Ihrem Bauch läge ...
Verlängern Sie ein Bein aus der Hüfte, und heben Sie es gestreckt etwa 5 cm vom Boden ab.
3. Einatmen. Bein langsam zurück auf den Boden.

● 5-mal jedes Bein, im Wechsel rechts und links.

Attention

➤ Achten Sie darauf, dass das Becken gerade bleibt, dass Sie also den Schambeinknochen und die beiden Beckenkammknochen gleichstark am Boden spüren.

➤ Hals und Nacken bleiben völlig entspannt. Die Stirn ruht schwer auf den Händen.

Test

Wenn Sie das rechte Bein heben, spüren Sie vielleicht, wie sich im *linken* unteren Rücken ein Muskel anspannt. Das soll so sein. Ungewöhnlich wäre hingegen, wenn Sie das rechte Bein heben und der Muskel im *rechten* unteren Rücken sich zuerst oder deutlich mehr anspannen würde. Sollte dies der Fall sein, besprechen Sie das bei Gelegenheit mit Ihrem Arzt oder Krankengymnasten. Es könnte sich um eine einseitige Muskelschwäche, bedingt durch eine seitliche Wirbelsäulenverschiebung (Skoliose), handeln. In diesem Fall

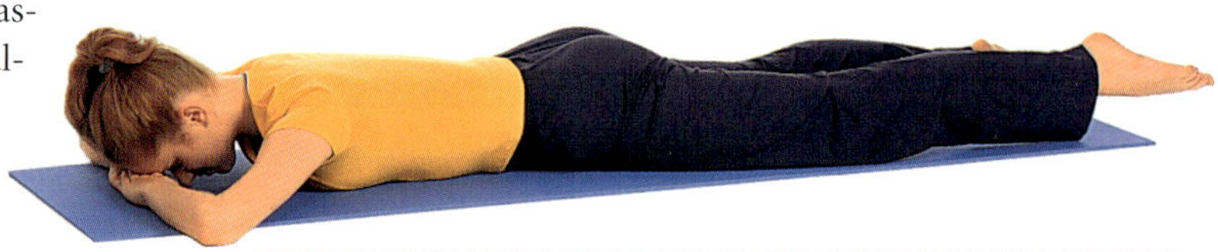

Star mit den Beinen: Exercise Step 2

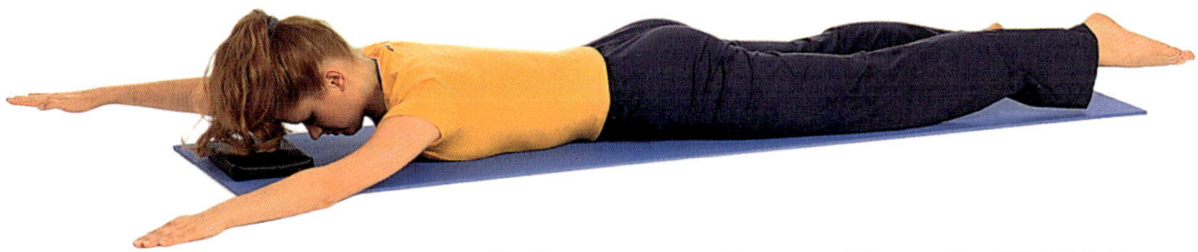

Star mit Armen und Beinen: Exercise Step 2

Verlängern Sie jeweils einen Arm und ein Bein über die Diagonale nach außen; das Zentrum bleibt Ihr stabiles Powerhouse.

könnten gezielte Übungen von Ihrem Krankengymnasten oder gut ausgebildeten Lehrern nach der Pilates-Methode helfen.
Diesen Test führen Sie am besten als Partnerübung durch: Der Partner legt seine Hände flach und ganz sanft rechts und links der Wirbelsäule am unteren Rücken auf – so kann man die Muskelarbeit am besten spüren.

... mit Armen und Beinen

Die anspruchsvollere Variante für Geübte:

Starting-position

Wie Variante 1, nur strecken Sie nun die Arme nach vorne aus, Handinnenflächen nach unten, und öffnen die Arme so weit wie die Beine: Sie sehen dann wie ein »X« aus. Platzieren Sie ein flaches, festes Kissen unter Ihrer Stirn.

Exercise

1. Einatmen.
2. Ausatmen. Nabel zur Wirbelsäule. Heben Sie den rechten Arm und das linke Bein gestreckt vom Boden ab, nicht mehr als 5 cm. Gleichzeitig heben Sie auch die Stirn wenige Zentimeter vom Kissen, der Blick bleibt nach unten gerichtet, der Nacken lang.
Verlängern Sie den Arm und das Bein in die Diagonalen, ohne Ihre stabile Mitte zu verlieren.
3. Einatmen. Arm, Bein und Kopf zurück in die Ausgangsposition.

● 5-mal jede Seite, im Wechsel.

Attention

➤ Halten Sie das Becken ruhig und gerade.
➤ »Ankern« Sie die Schultern nach unten, Richtung Taille.

Übungsabschluss

»Rest Position« (Seite 103).

Raisers

Schulterzüge

Eine wunderbare Übung! Sie öffnet die Schultern und macht sie wieder weich und geschmeidig. Trainiert Brust-, Rücken- und Armmuskeln.

Equipment: ein Stretchband, mindestens 1 m lang (alternativ: Schal, Handtuch, Gürtel).

Starting-position

1. Stellen Sie sich gerade hin, die Knie locker, also nicht durchgedrückt. Füße hüftbreit, Zehen lang. Verteilen Sie das Gewicht auf der Fußsohle gleichmäßig auf die drei Punkte: 1) Ballen unter dem großen Zeh, 2) Ballen unter dem kleinen Zeh und 3) Ferse.

2. Halten Sie das Stretchband mit etwa 80 cm Abstand zwischen den Händen vor dem Bauch. Die Arme sind gestreckt, aber die Ellenbogengelenke nicht überstreckt. Halten Sie die Handgelenke während der ganzen Übung gerade.

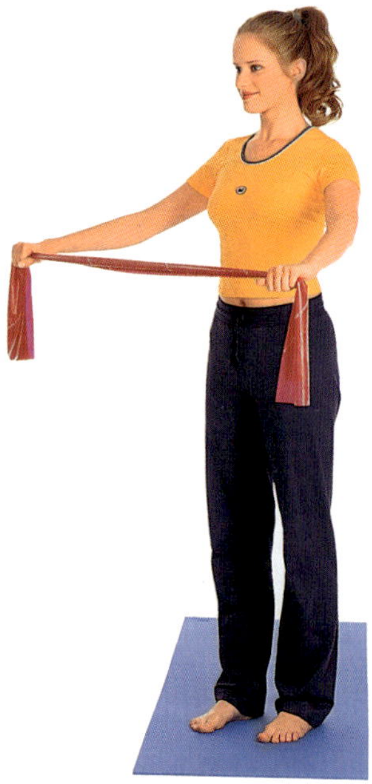

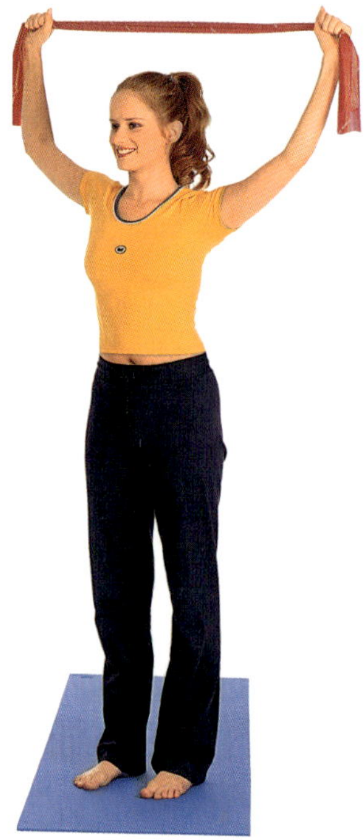

Raisers:
links: Starting-position
Mitte: Exercise Step 2
rechts: Exercise Step 3

Exercise

1. Einatmen. Ihr Kopf strebt wie ein Heißluftballon zur Decke und bringt Ihren Körper so ganz mühelos in eine aufrechte Haltung.

2. Ausatmen, Powerhouse aktiv, Nabel zur Wirbelsäule. Ziehen Sie die Bandenden kontinuierlich auseinander, und bringen Sie das Band langsam nach oben. Je höher die Arme, desto tiefer gleiten die Schulterblätter in Richtung Taille. Führen Sie die Arme knapp hinter die Ohren, ohne dabei den langen Hals oder Ihre aufrechte Haltung zu verlieren.

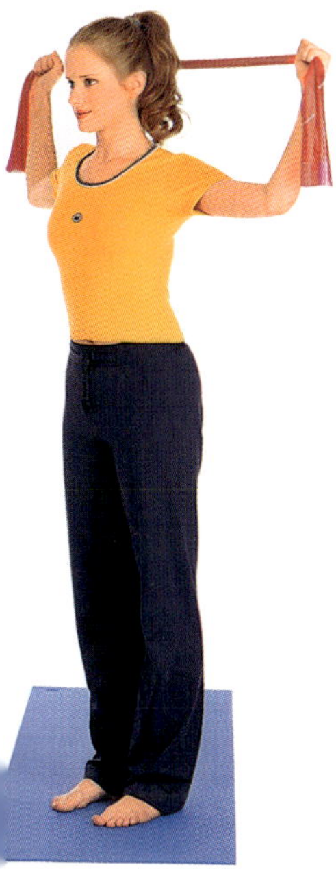

3. Mit dem Einatmen beugen Sie die Ellenbogen nach unten Richtung Taille, das Stretchband ist nach wie vor zwischen Ihren Händen gespannt und befindet sich nun hinter Ihrem Kopf, der hoffentlich nicht ausgewichen ist? Stellen Sie sich einfach vor, Sie seien ein Toast im Toaster. Vor und hinter Ihnen ist es ordentlich heiß, also Achtung! Besonders gefährdet sind Ellenbogen und Gesicht!

4. Ausatmen. Strecken Sie die Arme wieder über den Kopf nach oben. Die Schultern tun wie immer ihr Möglichstes, um unten zu bleiben.

5. Einatmen. Senken Sie die Arme langsam vor dem Körper bis in Bauchhöhe.

- 10-mal.

Attention

➤ Die größte Fehlerquelle liegt darin, ins Hohlkreuz zu gehen. Versuchen Sie, die Rippen in den Rücken zu integrieren, also die Eisschollen unter die Wasseroberfläche zu ziehen (Curl Ups, Seite 98).

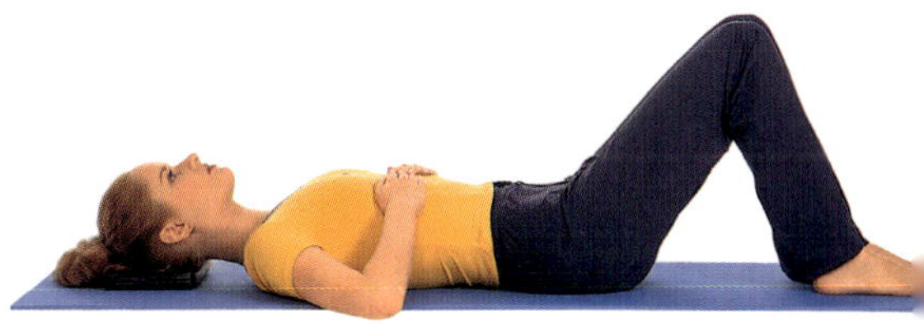

tipp:

TRAININGSABSCHLUSS »COOL DOWN«

Legen Sie sich noch einmal in die »Relaxation Position«, und genießen Sie die Entspannung für ein paar Minuten. Das haben Sie sich jetzt verdient! Ideal wäre, wenn Sie den Text für die Entspannung (Seite 90) von jemanden vorlesen lassen könnten, oder Sie nehmen den Text auf eine Kassette auf.

Die Pilates-Klassiker

Herausforderung für Fortgeschrittene

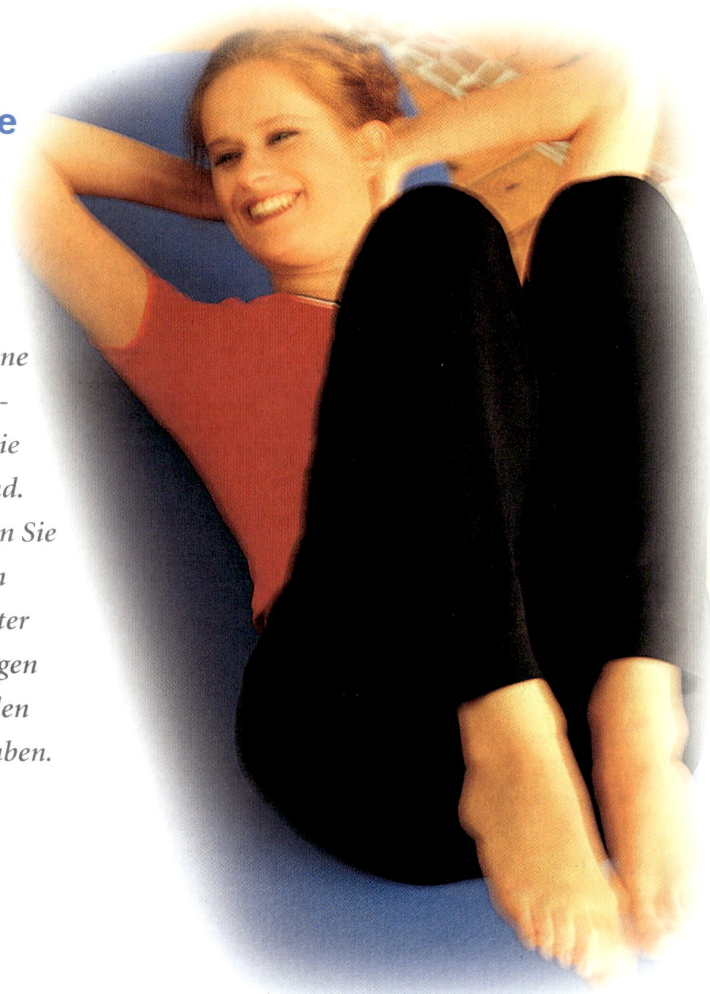

So trainierten schon Katherine Hepburn und Gregory Peck … In diesem Kapitel stelle ich Ihnen meine »Favorites« vor: Fünf Originalübungen nach Pilates, die einfach unschlagbar gut sind. Aber nur kein Stress! Fangen Sie mit den folgenden Übungen nicht zu früh an. Je vertrauter Sie mit den Einsteigerübungen sind, desto mehr Spaß werden Sie mit den »Klassikern« haben.

Auf zur nächsten Runde

Sie haben den Kurs für Einsteiger erfolgreich gemeistert! Wie geht es Ihnen? Spüren Sie schon eine Veränderung in Ihrem Körper?

Vorausgesetzt …

… die »Goldenen Regeln« wie »neutrale Wirbelsäule« und »neutrales Becken« sind Ihnen inzwischen bestens vertraut; auch »aktives Powerhouse« oder »Imprinting« sind keine Fremdwörter mehr für Sie? Dann sind Sie bereit für die anspruchsvolleren »Klassiker« – denn ohne die Grundlagen geht hier nichts.

Sie dürfen wählen

Im Folgenden stelle ich Ihnen meine Lieblingsklassiker vor. Ich habe verschiedene Schwierigkeitsstufen gewählt und biete Ihnen zusätzlich leichtere und schwerere Varianten an. Bitte entscheiden Sie selbst, was Ihrer Verfassung entspricht, und vergessen Sie dabei nicht: Das Motto lautet »feel good«!

Wiederholung bringt's

Bitte beginnen Sie Ihre Trainingssession trotzdem weiterhin mit dem Kurs für Einsteiger. Jede Wiederholung der bereits erlernten Übungen steigert die Intensität Ihres Trainings, sodass Sie auch nach Wochen immer wieder neue »Aha-Erlebnisse« haben werden.

Und so sieht jetzt eine Session aus

Sie machen die Übungen des Einsteigerkurses komplett durch und üben dann noch einen beliebigen Klassiker – jede Woche einen neuen. In der folgenden Woche fügen Sie ihn an passender Stelle in Ihr Trainingsprogramm ein (siehe Kasten) – und packen den nächsten Klassiker an!

Also los, worauf warten Sie?

tipp:

Ihr vollständiges Trainingsprogramm

In wenigen Wochen ist Ihr Trainingsprogramm komplett und sieht so aus:

1. Relaxation Position
2. Neck Rolls & Nose Spiral & Shoulder Drops with Twist
3. Hip Rolls
4. Knee Stirs & Hamstring Stretch
5. Curl Ups with a Towel & Curl Ups
6. **The Hundred**
7. **Single Leg Stretch**
8. Spine Curls & Hip Flexor Stretch
9. **Shoulder Bridge**
10. Small Arches & Rest Position
11. Star & Rest Position
12. Raisers
13. **Roll Over**
14. **Rolling Like a Ball**
15. Relaxation Position

The Hundred
Die Hundert

Dieser Taillenformer bringt auch Ihren Kreislauf in Schwung! Spätestens damit sollte Ihnen warm werden!

The Hundred ist die bekannteste Übung von Joseph Pilates. Sie wird von allen Gruppen, die sich nach seinem Tod gebildet haben, nach wie vor praktiziert. Viele Tanzpädagogen haben sie als wertvolle Übung in ihr Warm-up integriert.

Vorbereitung: Die Atmung

1. »Relaxation Position«. Legen Sie Ihre Hände auf die unteren Rippen.
2. Über fünf kurze »Stakkato«-Atemzüge durch die Nase einatmen und über fünf Stakkato-Atemstöße durch den Mund ausatmen. Einatmen in die Seiten (die unteren Rippen) und den Rücken, beim Ausatmen das Powerhouse aktivieren.
Wiederholen Sie das Ein- und Ausatmen 10-mal, und versuchen Sie dabei, den Bauch so flach wie möglich zu halten.
Sollten Ihnen die 5 Sekunden anfangs zu lang erscheinen, dann beginnen Sie mit 3 Sekunden und steigern nach eigenem Ermessen.

Dieses Stakkato-Atmen wird in Amerika »percussive breathing« (Schlagatmung) genannt und fördert die Blutzirkulation.

Starting-position

1. Legen Sie sich auf den Rücken in die neutrale Wirbelsäulenposition. Beugen Sie die Beine im 90°-Winkel zum Oberkörper, halten Sie die gestreckten Füße fest zusammen und die Knie etwa 10 cm geöffnet. Die Arme liegen neben Ihrem Körper, Handinnenflächen nach unten.
2. Bevor Sie die Übung beginnen, rollen Sie den Kopf sanft nach rechts und links, um eventuelle Verspannungen zu lösen.

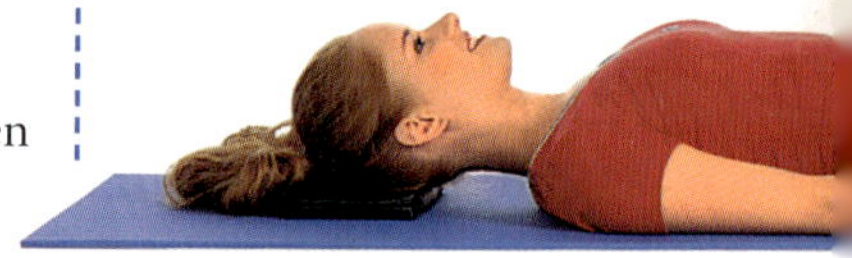

Exercise

1. Vorbereitung: Einatmen.
2. Ausatmen, Powerhouse aktiv. Senken Sie das Kinn leicht zur Brust, Brustbein »sinkt« nach unten, Schultern tief. Rollen Sie den Oberkörper so weit hoch, dass die Unterkanten der Schulterblätter noch am Boden sind. Die gestreckten Arme halten Sie nahe am Körper 10 bis 15 cm über dem Boden. Die Energie fließt durch die gestreckten Fingerspitzen nach vorn. Gleichzeitig strecken Sie die Beine senkrecht nach oben, die Innenseiten fest zusammengedrückt.
3. Atmung und Pumpen: Die gestrecken Arme machen schnelle, kleine Pumpbewegungen rauf und runter,

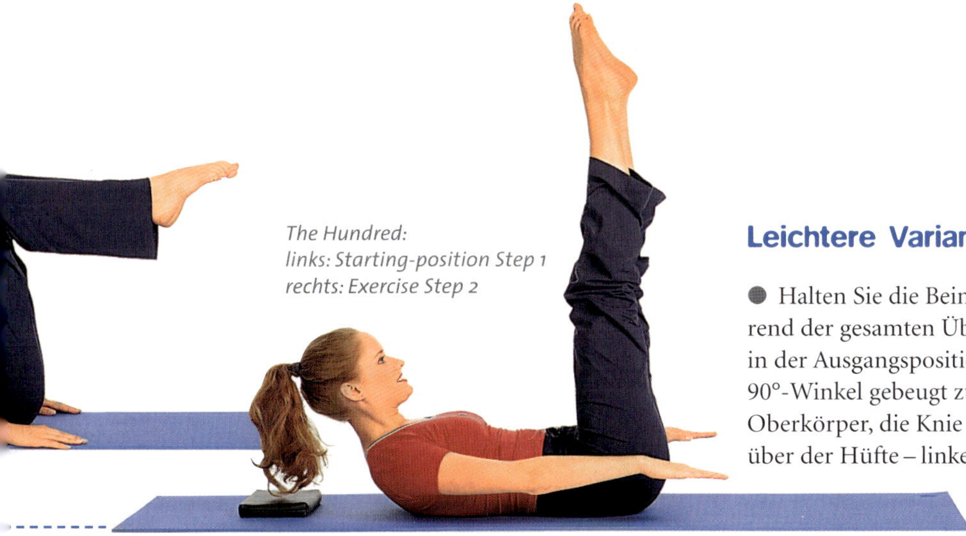

The Hundred:
links: Starting-position Step 1
rechts: Exercise Step 2

dicht neben dem Becken, nicht höher als 15 cm über dem Boden. Die Bewegung kommt vom Schultergelenk, mit dem Gefühl, kleine Tischtennisbälle unter den Achseln zu haben.
Über 5 Pumpbewegungen einatmen und über 5 Pumpbewegungen ausatmen. Die Atmung erfolgt stoßweise (Stakkato), entsprechend den Pumpbewegungen der Arme.
Senken Sie die gestreckten Beine Richtung Boden, aber nur so weit, wie Sie in der Lage sind, die Wirbelsäule in neutraler Position zu halten!

- Das Ziel: 100-mal pumpen mit den Armen, dabei gleichmäßig über je 5 Atemzüge einatmen und 5 Atemzüge ausatmen. Beginnen Sie mit 30 Pumpbewegungen und steigern Sie langsam auf 100.

Attention

➤ Langer Hals, Blick Richtung Knie. Zweifelsfrei arbeiten die Halsmuskeln in dieser Position! Versuchen Sie dennoch, sie nicht zu verkrampfen. Sie können den Kopf auf ein Kissen legen, wenn Ihnen die gehaltene Kopfposition unangenehm ist.
➤ Erinnern Sie sich an alles, was Sie bei der Übung »Curl Ups with a Towel« gelernt haben (Seite 98).
➤ Wenn Ihnen schwindlig wird, legen Sie sofort eine Pause ein.

Leichtere Varianten

- Halten Sie die Beine während der gesamten Übung in der Ausgangsposition (im 90°-Winkel gebeugt zum Oberkörper, die Knie direkt über der Hüfte – linkes Foto).

- Legen Sie die Unterschenkel der gestreckten Beine auf Stuhl, Sofa oder Bett, und drücken Sie die geschlossenen Beine fest nach unten. Diese Variante ist auch für Fortgeschrittene gut, deren Hüftbeuger wegen Überlastung schmerzen, denn die Bauchmuskeln werden trotzdem hervorragend trainiert!

Schwerere Varianten

- Der Schwierigkeitsgrad der Übung hängt von der Position Ihrer Beine ab. Je tiefer Sie diese zum Boden bringen, desto schwieriger.
- Beim Einatmen Handinnenflächen nach oben, beim Ausatmen nach unten.

Single Leg Stretch

Beindehnung

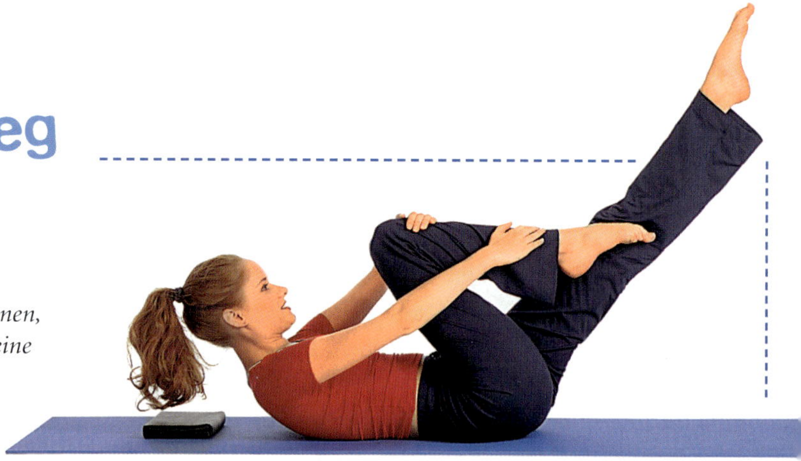

Training von Bauch, Beinen, Po und Koordination – eine Body-&-Mind-Übung!

Starting-position

1. Legen Sie sich auf den Rücken. Beugen Sie das rechte Bein zum Oberkörper, das linke Bein strecken Sie aus, im 45°-Winkel zum Boden. Die rechte Fußspitze trifft mit dem linken Knie zusammen. Drücken Sie sie fest aneinander.
Senken Sie das Kinn leicht zur Brust, und rollen Sie vom Kopf her etwas nach oben, jedoch nur maximal so weit, dass Sie die Unterkanten der Schulterblätter noch am Boden spüren. Der Blick ist aufs gebeugte Knie gerichtet. Die rechte Hand liegt auf dem rechten Schienbein möglichst nah am Knöchel; die linke Hand liegt auf dem rechten Knie, beide Ellenbogen nach außen gebeugt. Das Brustbein sinkt weich nach unten, Schultern sind tief und offen.
In dieser Position liegt auch der untere Rücken flach am Boden, das Steißbein rollt etwas vom Boden hoch.

info:

BAUCH-FLACH-TRICK

Versuchen Sie mal meinen Bauch-flach-Trick: Gehen Sie in die Starting-position (siehe oben), und drücken Sie mit dem Schienbein gegen den Druck Ihrer Hände Richtung Decke. Gleichzeitig lassen Sie die Bauchdecke nach unten fallen und den unteren Rücken in den Boden schmelzen, das Steißbein rollt dabei etwas nach oben. Das funktioniert in der Regel sehr gut.

Nun halten Sie durch die ganze Übung den Bauch so flach. Wenn er beginnt, wieder hochzukommen, wiederholen Sie den Trick einfach beliebig oft.
Stellen Sie sich dabei vor, jemand würde Ihnen einen Eiswürfel auf den Bauch legen.

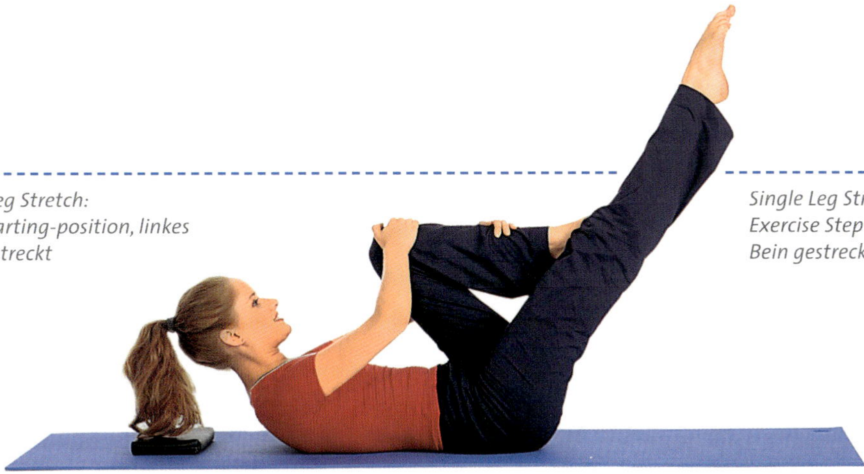

Single Leg Stretch: links: Starting-position, linkes Bein gestreckt

Single Leg Stretch: Exercise Step 2, rechtes Bein gestreckt

Exercise

1. Einatmen.
2. Ausatmen, Powerhouse aktiv. Wechseln Sie die Beine: linkes Bein gebeugt, rechtes Bein parallel gestreckt.
Auch die Hände wechseln: linke Hand nah am linken Knöchel, rechte Hand auf dem linken Knie.
Dann wieder Beine und Hände wechseln.
3. Und so geht's weiter: Über 2 Beinwechsel einatmen, über 2 Beinwechsel ausatmen … Der Kopf bleibt die ganze Zeit oben. Brustbein weich, Schlüsselbeine offen, Schultern tief. Die Füße gestreckt, aber die Zehen locker.

● Jede Seite 5- bis 10-mal.

Attention

➤ Die richtige Hand-Koordination ist wichtig, da sie dafür sorgt, dass Fußgelenk, Knie und Hüfte in einer Linie bleiben. Testen Sie es, indem Sie die Hände genau umgekehrt benützen. Sie werden feststellen, dass Ihr Knie nach außen dreht …

➤ Wenn Sie unter Knieproblemen leiden, umfassen Sie den Oberschenkel mit beiden Händen, statt sie aufs Schienbein zu legen, und beugen Sie das Knie nur so weit, wie es Ihnen gut tut.

➤ Es geht übrigens nicht darum, im Oberkörper möglichst hoch zu kommen – im Gegenteil! »Imprinting« ist das Zauberwort! Geben Sie so viel Gewicht wie möglich an die Unterlage ab, spüren Sie die Unterkanten der Schulterblätter am Boden.

Leichtere Variante

● Beginnen Sie mit beiden Händen auf dem Knie, und kümmern Sie sich um die richtige Hand-Koordination erst, wenn die Beinbewegung gut klappt.

Schwerere Variante

● Ähnlich wie bei »The Hundred« verändern Sie auch hier den Schwierigkeitsgrad, indem Sie die Höhe des gestrecken Beines variieren. Je tiefer, desto schwieriger. Aber bitte kein Hohlkreuz!

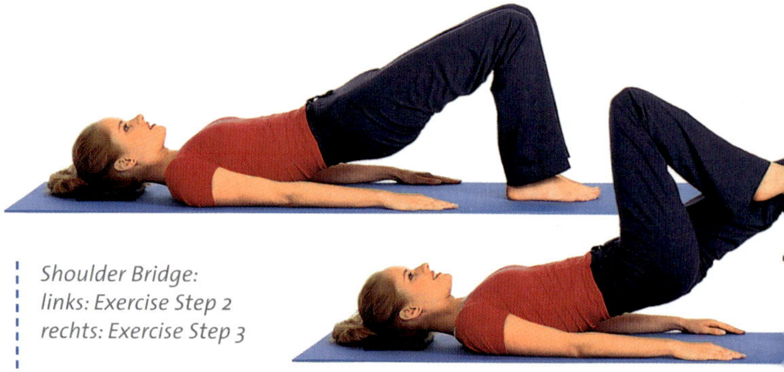

Shoulder Bridge:
links: Exercise Step 2
rechts: Exercise Step 3

Shoulder Bridge

Schulterbrücke

Noch eine BBP&Co-Übung im Ganzkörperpaket!

Starting-position

1. »Relaxation Position«.
2. Die Füße geschlossen und die Arme leicht angewinkelt neben Ihrem Körper.

Exercise

1. Tief einatmen.
2. Ausatmen, Nabel zur Wirbelsäule. Wie bei den »Spine Curls« (Seite 100) vom Steißbein her Wirbel für Wirbel etwa 20 cm hochrollen, indem Sie den unteren Rücken fest gegen den Boden drücken, bevor er sich durch die Hochrollbewegung von der Unterlage abschält.
Der Schambeinknochen ist höher als der Bauchnabel, der untere Rücken ist lang, der Bauch flach …
3. Einatmen: Verlagern Sie das Gewicht auf das linke Bein, rechte Ferse vom Boden abheben, Zehen strecken und seitlich am Unterschenkel entlang zum Knie hochschleifen. Strecken Sie dann das Bein hoch zur Decke.
4. Ausatmen, Fußspitze anziehen. Verlängern Sie die Rückseite des Beins, und senken Sie es gestreckt bis knapp über den Boden. Die Ferse zieht das Bein lang aus der Hüfte heraus, ohne dass das Becken kippt.
5. Einatmen: Heben Sie das gestreckte Bein wieder hoch zur Decke. Nochmal das Powerhouse aktivieren.
6. Ausatmen, Fuß strecken, Knie beugen, Fuß zum Knie und am Unterschenkel entlangschleifen bis zum Boden. Zehen aufsetzen, dann den restlichen Fuß abrollen.
7. Einatmen: Gewicht wieder gleichmäßig auf beide Füße verteilen.

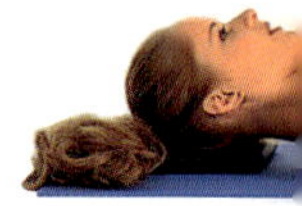

8. Ausatmen, Wirbel für Wirbel abrollen.

Auf der anderen Seite wiederholen.

● Jede Seite 3-mal.

Attention

➤ Rollen Sie das Becken nur so hoch, dass Sie die Unterkanten der Schulterblätter noch am Boden spüren. Lassen Sie die Schulterblätter in den Boden schmelzen, Brustbein weich, Schlüsselbeine geöffnet, die Rippen fallen nach unten.
➤ Während Sie das Bein gestreckt absenken, genießt Ihr Hüftbeuger die intensivste Dehnung, wenn Ihr Becken maximal nach oben gekippt ist: Das heißt, der untere Rücken ist lang und

Shoulder Bridge:
unten: Exercise Step 4
rechts: Exercise Step 5

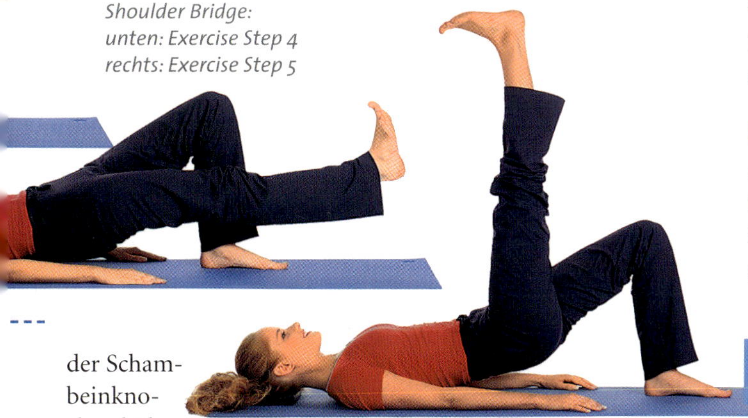

der Schambeinknochen höher als der Bauchnabel. Diese Position ist zugegebenermaßen sehr anstrengend, aber dafür auch sehr effektiv für Bauch und Po! Also durchhalten!

➤ Pressen Sie den Fuß, der am Boden steht, fest gegen die Unterlage, während Sie das andere Bein runter und rauf bewegen. Verkrampfen Sie nicht die Zehen, sondern lassen Sie sie lang (Vergleich: wie Butter auf einem warmen Toast!).

➤ Halten Sie Fußgelenk, Knie und Hüfte in einer Linie, wie auf einer Schiene.

Leichtere Varianten

- Verlagern Sie das Gewicht auf ein Bein. Heben Sie das andere Bein nur für einen Moment vom Boden ab, und drücken Sie es gegen den Unterschenkel des anderen Beins. Dann setzten Sie den Fuß sofort wieder flach auf und wiederholen die Balance auf der anderen Seite.
- Wenn diese Variante gut klappt, dann versuchen Sie, den Fuß bis zum Knie hochzuschleifen und gleich wieder zurück. Auf diese Weise langsam weiter steigern.

Schwerere Variante

Nicht nötig, diese Übung ist schwer genug!

Übungsabschluss

»Hamstring Stretch« (Seite 97) und/oder »Hip Flexor Stretch« (Seite 101). Der Ausgleich tut jetzt gut!

info:

MUSKELKRAMPF

Es ist gut möglich, dass Sie während der Übung einen Krampf in den Hamstrings (Rückseite der Oberschenkel) bekommen. Unterbrechen Sie die Übung dann sofort, und dehnen Sie die Muskeln, die sich verkrampft haben, indem Sie das Bein strecken und die Zehenspitzen zu sich herziehen. Atmen Sie tief in den schmerzenden Muskel hinein. Wer zu diesen Krämpfen neigt, leidet möglicherweise unter Magnesiummangel. Besonders Frauen sind davon betroffen. Sprechen Sie gegebenenfalls mit Ihrem Arzt oder Apotheker.

Roll over
Halbe Rolle rückwärts

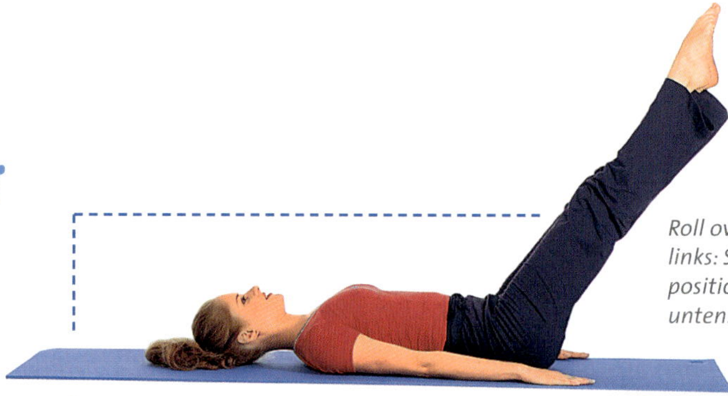

Roll over:
links: Starting-position Step 2
unten: Exercise Step

Massage für die Wirbelsäule, Kräftigung für den Bauch und Dehnung für die Beine – die ideale Ganzkörperübung!

Starting-position

1. Rollen Sie den Kopf in der »Relaxation Position« sanft nach rechts und links, um eventuelle Verspannungen zu lösen.
Prüfen Sie die korrekte Position von Kopf, Hals und Rücken, und erinnern Sie sich während der Übung immer wieder daran.
2. Beugen Sie ein Bein nach dem anderen zum Oberkörper, und strecken Sie dann beide Beine nach oben, in einem etwa 75°-Winkel zum Boden, parallel und fest geschlossen, Füße gestreckt. Die Arme liegen lang neben Ihrem Körper, Handinnenflächen nach unten.

Exercise

1. Einatmen.
2. Ausatmen, Powerhouse aktiv. Ziehen Sie den Bauchnabel zur Wirbelsäule; kippen Sie das Becken nach oben, sodass der untere Rücken auf den Boden kommt und Sie vom Steißbein her Wirbel für Wirbel nach hinten rollen. Dabei senken Sie die gestreckten Beine zum Oberkörper, bis sie parallel zu ihm schweben, die Füße nicht bis zum Boden. Benutzen Sie ruhig Ihre Arme zur Stabilisation.
3. Einatmen: Öffnen Sie die Beine etwas mehr als schulterbreit, und ziehen Sie die Fußspitzen an.
4. Ausatmen: Aktivieren Sie die Beckenbodenmuskeln und die unteren Bauchmuskeln, ziehen Sie die Sitzbeinknochen hoch zur Decke.

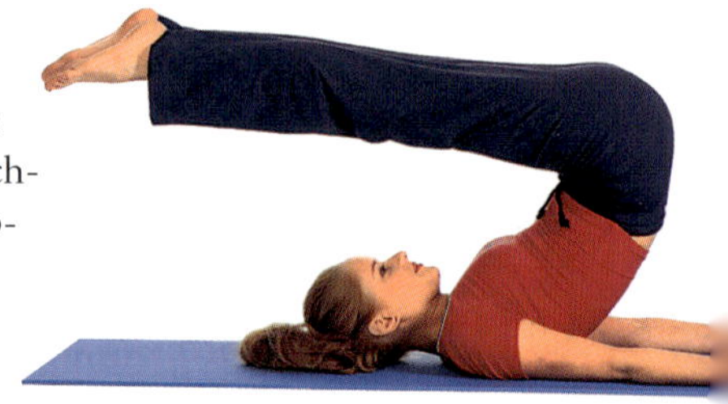

Rollen Sie nun wieder Wirbel für Wirbel zurück. Die Beine bleiben geöffnet und die Füße angezogen.
Halten Sie die Beine während des Zurückrollens so nah wie möglich am Oberkörper, bevor Sie sie dann in die Ausgangsposition (75°-Winkel) zurückbringen.
Kontrollieren Sie die Rollbewegung mit den Bauchmuskeln, und genießen Sie die Massage der Wirbelsäule.
Vergessen Sie nicht die Kopf-Steißbein-Verbindung, und

prüfen Sie, ob Nacken und Schultern entspannt sind …

5. Einatmen: Beine schließen, Füße strecken.

6. Ausatmen: wiederholen.

- 5-mal.

Attention

➤ Halten Sie die Spannung während der ganzen Übung, und lassen Sie die Wirbelsäule nicht zusammensinken. Denken Sie eher an ein Akkordeon, das gerade auseinander gezogen wird.

➤ Belasten Sie beide Seiten des Rückens gleichmäßig, und rollen Sie ganz gerade über die Wirbelsäule. Stellen Sie sich vor, Sie würden mit Ihrer Wirbelsäule den Mittelstreifen auf die Autobahn malen. Halten Sie Nase, Brustbein, Bauchnabel und Schambeinknochen genau in einer Linie.

➤ Stellen Sie sich beim Runterrollen vor, Sie seien ein Auto, Ihre Sitzbeinknochen die Scheinwerfer. Leuchten Sie ganz geradeaus. Keine Kurve!

➤ Bei dieser Übung sollten Sie kein Kissen unter den Kopf legen!

Leichtere Variante

- Beugen Sie die Knie leicht.

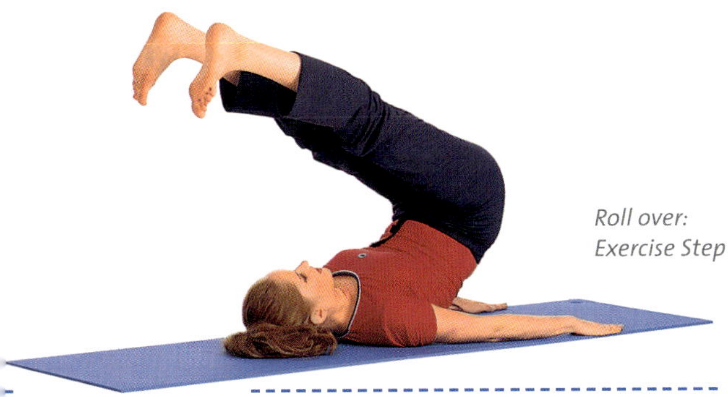

Roll over: Exercise Step 4

Schwerere Variante

- Senken Sie die Beine (in der Starting-position) tiefer zum Boden, etwa 45° – jedoch nur so tief, wie Sie die Wirbelsäule in neutraler Position halten können. Kein Hohlkreuz!
- Wechseln Sie die Richtung. Beine offen und Füße angezogen, wenn Sie nach hinten rollen. Beine geschlossen, Füße gestreckt, wenn Sie nach unten rollen. Jeweils 3-mal pro Richtung.

Wichtig

Rollen Sie auf keinen Fall unkontrolliert so weit nach hinten, dass Ihr Nacken das ganze Gewicht tragen muss. Sie könnten sich dabei verletzen! Kontrollieren Sie die Rollbewegung mit Ihren Bauchmuskeln.

Bandscheibenpatienten sollten diese Übung nicht machen.

Rolling Like a Ball

Wie ein Ball rollen ...

Eine Massage für die Wirbelsäule – ganz unter dem Motto »feel good« & »have fun«!

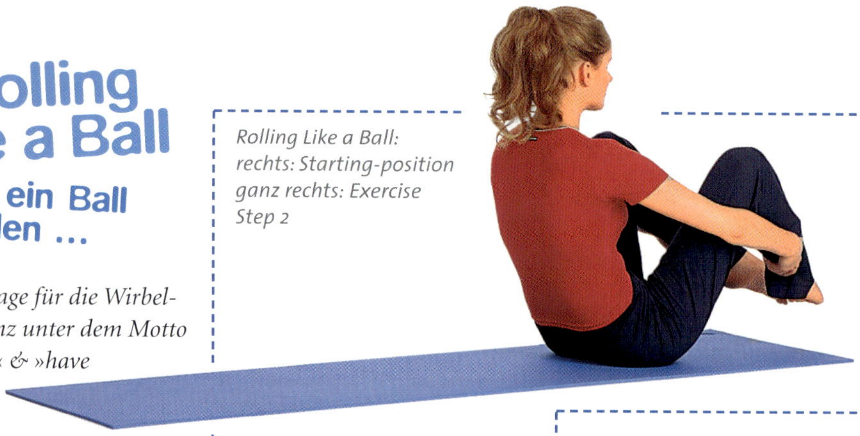

Rolling Like a Ball: rechts: Starting-position ganz rechts: Exercise Step 2

Starting-position

1. Setzen Sie sich auf eine weiche Unterlage. Beugen Sie die Knie zum Oberkörper, Fersen weg vom Boden, die Füße berühren sich, die Knie sind etwa schulterbreit geöffnet (damit Sie sich bei der Übung nicht die Nase am Knie anschlagen!).

2. Umfassen Sie die Unterschenkel von außen nahe an den Knöcheln, sodass die Knie zwischen den Ellenbogen sind.

Senken Sie das Kinn leicht nach unten.

Versuchen Sie, mit Ihrer Wirbelsäule vom Steißbein bis zum Kopf den Buchstaben »C« zu bilden.

Exercise

1. Einatmen als Vorbereitung.

2. Ausatmen und durch den Impuls von »Navel to Spine« (Einziehen des Bauches) langsam und kontrolliert auf die Schultern – nicht auf den Nacken! – zurückrollen.

3. Einatmen und wieder weich und rund über die Wirbelsäule hochrollen.

4. Mit dem nächsten Ausatmen gleich wieder zurückrollen …

● 6-mal.

Attention

➤ Rollen Sie nicht zu weit zurück! Behalten Sie die Rollbewegung unter Kontrolle, indem Sie Ihre Bauchmuskeln benützen. Sie könnten sonst Ihren Nacken verletzen.

➤ Halten Sie das Kinn zur Brust gesenkt.

➤ Machen Sie sich so rund wie möglich, damit Sie weich rollen können (sonst geht es Ihnen wie dem Maikäfer in Rückenlage). Stellen Sie sich vor, Ihr Rücken sei eine Farbrolle, und Sie würden gerade den Boden knallgelb streichen. Drücken Sie jeden einzelnen Millimeter der Farbrolle gegen den Boden, damit die Farbe schön gleichmäßig aufgetragen wird.

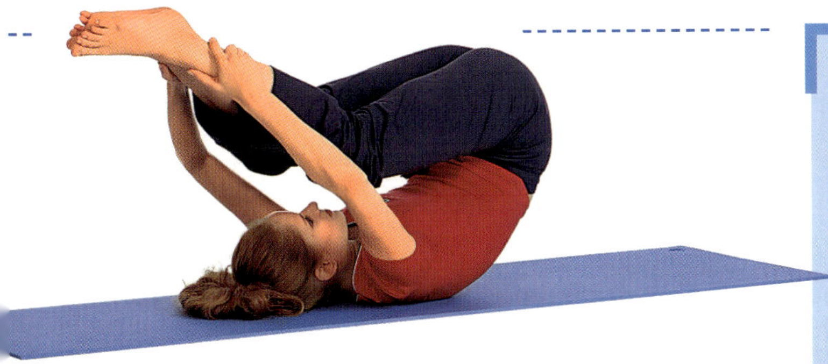

Leichtere Variante

● Umfassen Sie die Oberschenkel von außen. Wenn Sie zurückgerollt sind, öffnen Sie den Winkel in den Knien etwas, und zum Vorrollen beugen Sie die Knie wieder. Das gibt Ihnen etwas mehr Schwung. Versuchen Sie dennoch, ganz rund über jeden einzelnen Wirbel zu rollen.

Schwerere Varianten

● Versuchen Sie zwischen den Rollbewegungen, wenn Sie ins Sitzen kommen, die Füße nicht am Boden aufzusetzen, sondern die Balance auf dem Po zu halten. Wenn Sie das schaffen, dann sind Ihre Bauchmuskeln super!

● Just for Fun! Halten Sie die letzte Balance, und strecken Sie beide Beine in eine V-Position.

Wichtig

Menschen mit Bandscheiben- und/oder Nackenproblemen sollten diese Übung nicht machen.

Weiterhin viel Vergnügen!

Ich hoffe, Sie haben viel Spaß mit den Übungen und fühlen sich nach jeder Session einfach gut! Sie werden sehen, wie rasch sich erste Erfolge einstellen, wenn Sie regelmäßig trainieren. Also: Weitermachen und dranbleiben!

tipp:

Für die Profis: Vom Üben zum Tanzen

Wenn Sie Ihr Trainingsprogramm gut kennen, versuchen Sie, zwischen den einzelnen Übungen keine Pausen mehr zu machen, sondern nahtlose Übergänge zu kreieren. Seien Sie ruhig erfinderisch, gestalten Sie eine Choreographie! Das macht Spaß und bringt neuen Schwung in Ihr Training. Körperspannung, Energie und Konzentration bleiben erhalten und müssen nicht »künstlich« auf Trab gebracht werden. Zusätzlich kommt Ihr Kreislauf auf Touren und Ihre Kondition wird gefördert: Das eigentlich sehr ruhige und konzentrierte Training bekommt damit einen aeroben Aspekt.

Es ist wie beim Autofahren. Stop-and-go in der Stadt kostet viel mehr Energie, als mit gleich bleibender Geschwindigkeit über die Autobahn zu rauschen.

Allerdings darf die Bewegungsqualität nicht der Choreographie zum Opfer fallen!

Stretching

... für mehr Fitness und Flexibilität

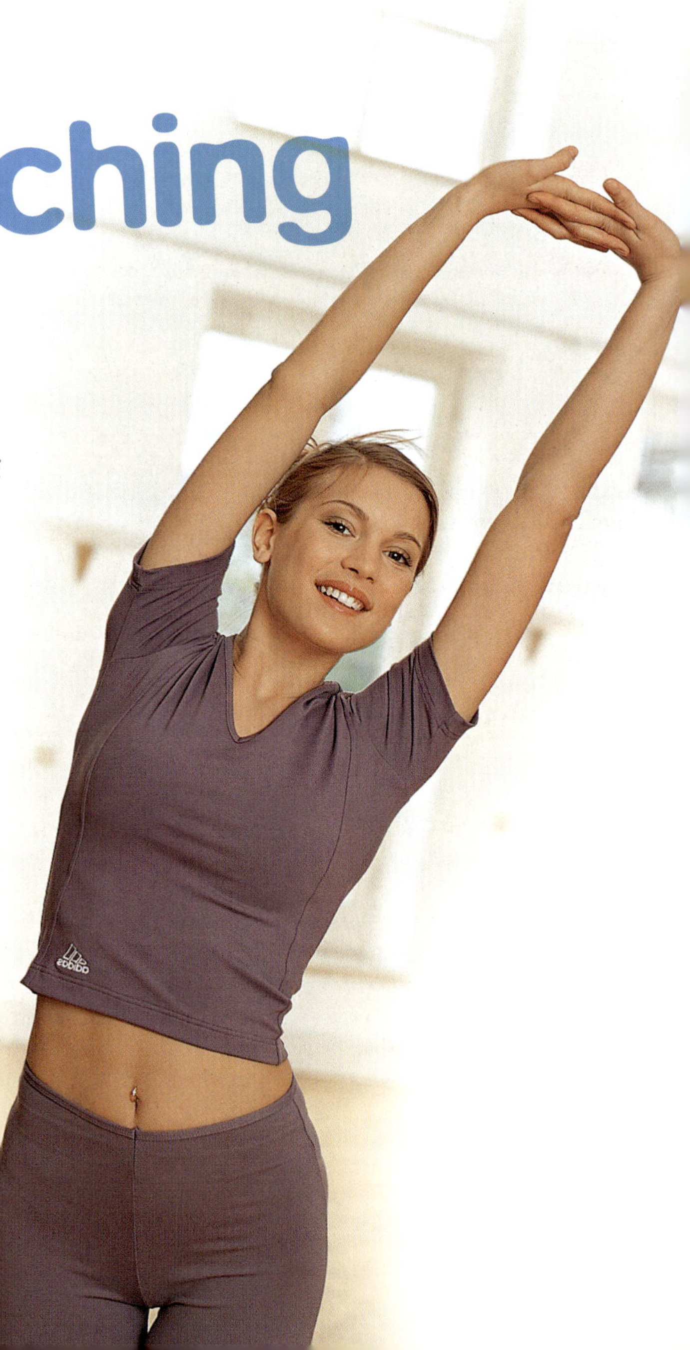

Haben Sie mal eine Katze dabei beobachtet, wie sie genüsslich ihren ganzen Körper ausgiebig dehnt und streckt? Wir tun das viel zu selten: Werden Muskeln nicht regelmäßig gedehnt, verkürzen sie automatisch. So werden wir mit der Zeit immer unbeweglicher. Stretching-Übungen setzen gezielt an den Schwachstellen an, halten die Muskeln geschmeidig und den ganzen Körper fit.

Bloß nicht einrosten!

Es ist wie bei vielen Dingen: Dass unser Körper eigentlich enorm beweglich ist, wird uns erst dann so richtig bewusst, wenn plötzlich Einschränkungen da sind: Beim Rückwärtseinparken lässt sich der Kopf einfach nicht mehr weit genug nach hinten drehen; oder wir kriegen auf einmal den Reißverschluss am Kleid nicht mehr allein zu. Dann ist es höchste Zeit, die Flexibilität von Muskeln und Gelenken zu trainieren – mit gezieltem Stretching.

Verspannungskiller

Die sanften Übungen setzen direkt an den Schwachstellen an. Sie dehnen genau jene Muskeln, die durch einseitige Beanspruchungen zu Verkürzungen und Verspannungen neigen. Dadurch wird auch der Bewegungsradius der Gelenke wieder größer – und das ist entscheidend für unsere Beweglichkeit.

… auch für die Seele

Doch Stretching macht nicht nur mobiler und entspannter, es bringt ganz allgemein den Körper und auch die Seele wieder in Schwung. Mit elastischen Muskeln und flexiblen Gelenken fühlen Sie sich einfach besser – lockerer und ausgeglichener.
Auch Ihre Haltung, Ihre Figur und Ihre Ausstrahlung profitieren davon.

Kurzprogramme für jeden Bedarf

Wir stellen Ihnen spezielle Stretching-Programme vor, die dafür sorgen, dass Sie im Alltag fit und locker bleiben.

- Kurzprogramme etwa für Lang- und Vielsitzer oder Übungen für einen geschmeidigen Nacken wirken vorbeugend und verhindern so Schmerzen an Wirbelsäule, Muskeln und Gelenken.
- Weitere Übungen machen frisch und hellwach oder wecken ganz neue Energien. Eine Wohltat für den ganzen Körper!

info:

EIN MUSS BEIM SPORT!

Spezielle Stretchingübungen gleichen einseitige Belastungen aus, die zum Beispiel durch Joggen, Walken oder Radfahren entstehen.

- Geschmeidige Muskeln verhindern Verletzungen – auch bei alltäglichen Verrichtungen. Dehnfähige Muskelfasern reißen seltener und werden weniger häufig gezerrt. Diese Auffassung vertreten Sportmediziner und Trainer. Deshalb gehört Stretching heute einfach zu jedem guten Trainingsprogramm.
- Auch Muskelkater kann durch ein Dehnprogramm nach dem Sport gemildert oder ganz verhindert werden. Denn: Die extreme Gelenkposition beim Stretching blockiert zwar kurzzeitig die arterielle Blutzufuhr. Doch nach dem Ende der Übung fließt das Blut dann überschießend in den entsprechenden Körperteil hinein. Und dadurch kann sich der Muskel schneller wieder regenerieren.

Ganz schön elastisch

Muskeln halten nicht ewig durch

Unsere Muskeln können eine ganze Menge: Sie sorgen dafür, dass wir uns aufrecht halten und frei bewegen können. Das funktioniert, weil sie sich zusammenziehen und wieder strecken können. Wenn Sie zum Beispiel den Arm anbeugen, zieht sich der Bizeps am vorderen Oberarm zusammen, während sein »Gegenspieler«, der Trizeps an der Armrückseite, gedehnt wird.

Werden Muskeln regelmäßig überbeansprucht und einseitig belastet, funktioniert dieses perfekte Zusammenspiel nicht mehr, denn manche Muskeln verkürzen sich dann chronisch, andere werden immer schwächer. Verkürzte Muskeln verhärten, verlieren an Geschmeidigkeit und Elastizität. Auch die Blutzufuhr funktioniert nicht mehr optimal. – Schon ein einmaliges Krafttraining verkürzt die Muskeln um 5 bis 13 Prozent – und diese Beweglichkeitseinschränkung hält bis zu 48 Stunden lang an. Wenn wir den Körper jedoch über viele Jahre falsch oder einseitig belasten, etwa beim Sitzen mit rundem Rücken, dann hat das fatale Folgen: Muskeln, Bindegewebe und Sehnen verkürzen sich dauerhaft. Die Gelenke verlieren an Flexibilität, der ganze Körper verformt sich ungesund.

info:

MUSKELN, DIE ZU VERKÜRZUNGEN NEIGEN

Einige Muskeln benutzen wir im Alltag häufiger als andere. Diese sind bei vielen Menschen verkürzt:

- die Nackenmuskeln
- die Brustmuskeln
- die unteren Rückenmuskeln
- die Vorderseite der Oberschenkel
- die Rückseite der Oberschenkel
- die Beininnenseite
- die Wadenmuskeln

Stretching-Übungen für diese Muskeln sind deshalb besonders wichtig!

Dehnen – und dranbleiben!

Es ist ganz einfach, den Teufelskreis zu durchbrechen – regelmäßiges Stretching hält die Muskeln geschmeidig und die Gelenke flexibel. Denn werden Muskeln regelmäßig gedehnt, können Verkürzungen wieder rückgängig gemacht werden. Muskeln, Bindegewebe und Sehnen ziehen sich in ihre ursprüngliche, gesunde Länge zurück. Und das funktioniert so: Beim Stretching spüren wir ein deutliches Ziehen im Muskel. Damit signalisiert uns der Körper: »Hier ist die Grenze. Weiter geht's im Augenblick nicht!« Strecken wir uns immer wieder, dann steigt die Toleranz gegenüber den Dehnreizen, und die Beweglichkeitsgrenze kann erweitert werden. Die Muskeln werden elastischer.

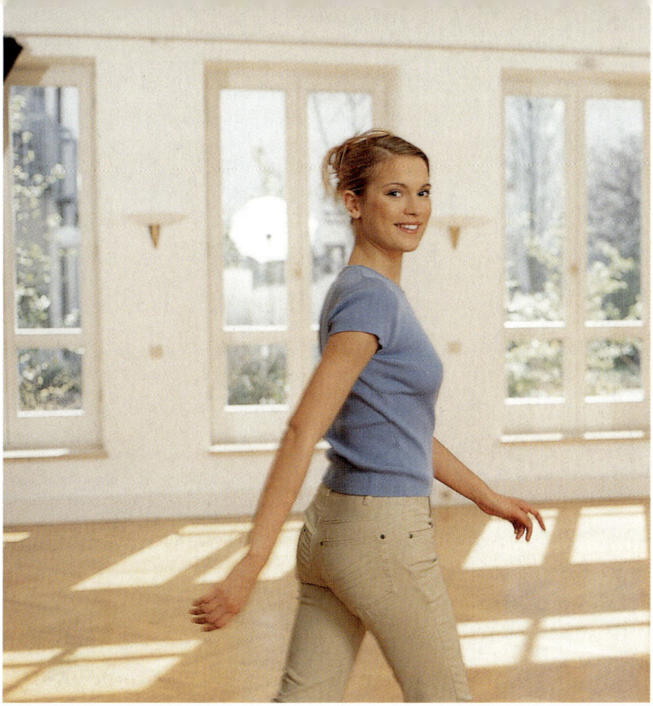

Gute Haltung, dynamischer Gang? Nur mit elastischen Muskeln!

Das bedeutet aber auch: Wenn wir nicht auf Dauer aktiv bleiben und die Muskeln regelmäßig dehnen, nimmt unsere Flexibilität automatisch ab.

Das haben Sie dann davon

- Stretching ist der ideale Ausgleichssport: Durch einseitige Belastungen im Alltag oder beim Sport verkürzte und verspannte Muskeln werden wieder dehnfähig, elastisch und geschmeidig.
- Die Muskeln und das umliegende Gewebe können optimal durchblutet und mit Sauerstoff versorgt werden. Und das erfrischt Körper und Geist. Wenn Sie sich regelmäßig dehnen, bringen Sie so blockierte Energien wieder in Fluss. Sie fühlen sich freier, stärker, schwungvoller.
- Gleichzeitig spüren Sie auch, wie Sie Tag für Tag lockerer werden. Ihre Fähigkeit, Spannung loszulassen und auf Ruhe umzuschalten, wird größer. Denn: Sind Muskeln elastisch und geschmeidig, können sie auch viel besser entspannen, als wenn sie hart, fest und verspannt sind.
- Eine gute, aufrechte Haltung und ein aktiver Gang sind die Basis für einen positiven Körperausdruck und eine tolle Ausstrahlung. Doch auch unsere Haltung ist abhängig von Stärke und Elastizität der Muskeln. Wir können unseren Rücken nur gerade und die Schultern hinten halten, wenn Schultern und Wirbelsäule flexibel und ausreichend beweglich sind. Sonst krümmt sich das Rückgrat, und die Schultern fallen automatisch nach vorn. Gezieltes Dehnen und Kräftigen bringt die Wirbelsäule wieder ins Lot und verbessert unsere Haltung und Ausstrahlung.

Auch die Dynamik unseres Gangs ist wesentlich abhängig vom Dehnungszustand der Beinmuskeln und der Achillessehne. Sind sie verkürzt, hat der Fuß beim Auftreten nur ganz kurz Bodenkontakt – die Schritte sind kurz, trippelnd und kraftlos. Aktives, dynamisches Gehen funktioniert nur mit elastischen Muskeln und Sehnen.

Stretching-Know-how

Es gibt verschiedene Stretching-Methoden. Früher wurde beim Dehnen oft kräftig gewippt und nachgefedert. Inzwischen weiß man, dass diese Technik nicht nur wenig nützt, sondern im Gegenteil häufig zu Bänder- und Muskelverletzungen führt.

Statisches Stretching

Eine sehr effektive Variante:

➤ Gehen Sie langsam, kontrolliert, ohne Nachfedern in die beschriebene Position.

➤ Bewegen Sie sich so weit, bis Sie ein leichtes Ziehen im Muskel spüren.

➤ Halten Sie diese Stellung eine Zeit lang. Optimal sind 15 bis 30 Sekunden.

Bewegt-statisches Dehnen

Neue sportwissenschaftliche Untersuchungen belegen, dass diese Variante besonders wirkungsvoll ist.

➤ Gehen Sie ebenfalls ganz langsam und vorsichtig in die Dehnposition, bis Sie das leichte Ziehen spüren.

➤ Nach etwa 5 bis 9 Sekunden verstärken Sie die Dehnung etwas – und halten sie erneut ein paar Sekunden.

➤ Das können Sie wiederholen – je nach Körpergefühl bis zu 3-mal.

Wichtig ist, dass Sie sich ganz langsam bewegen. Nicht wippen oder federn!

Die richtige Haltung

Achten Sie bei allen Übungen darauf, dass Ihr Rücken gerade bleibt.

➤ Machen Sie kein Hohlkreuz! Bei Übungen im Stand verhindern Sie dies, indem Sie den Bauchnabel einziehen und den Po ganz fest anspannen. Wenn Sie unsicher sind, legen Sie während der Übung zur Kontrolle eine Hand an den unteren Rücken. Ist der Rücken hohl, dann ziehen Sie den Bauch ein, spannen den Po fest an und richten Ihre Hüfte auf. Bei Übungen in Rückenlage drücken Sie einfach den unteren Teil des Rückens gegen den Boden.

➤ Halten Sie auch den oberen Rücken bei allen Übungen ganz gerade. Ziehen Sie Ihr Kinn leicht zum Körper heran – das streckt den Nacken. Schieben Sie die Schultern nach hinten und unten und das Brustbein vor. Wenn Sie dagegen den oberen Rücken rund machen, schaden Sie Ihrer Wirbelsäule.

Der Ablauf

1. Begeben Sie sich ganz langsam in die Position – ganz nach dem Motto: »Stretching ohne Stress!«

2. Gehen Sie so weit in die Haltung, bis Sie das typische Dehngefühl spüren – ein leichtes oder auch stärkeres Ziehen im Muskel. Einige Sportler beschreiben es als einen angenehmen Schmerz. Wenn Sie dieses Dehngefühl nicht spüren, hat die Übung nicht die gewünschte Wirkung: Der Muskel wird nicht elastischer, weil kein wirksamer Trainingsreiz gesetzt wird, der den Muskel zur Anpassung herausfordert. Bewegen Sie sich niemals so weit, dass Ihnen die Übung unangenehm wehtut! Sollten Sie bei einer Übung starke Schmerzen empfinden, machen Sie sie nicht.

3. Konzentrieren Sie sich ganz auf die gedehnte Körperregion, während Sie in der Position verharren – und versuchen Sie, den Muskel bewusst zu entspannen. Denn nur dann kann er dem Zug nachgeben.

4. Es ist ganz wichtig, dass Sie niemals die Luft anhalten. Ihre Atemluft muss immer ungehindert fließen. Atmen Sie ganz tief ein – und langsam und bewusst wieder aus.

5. Sie entscheiden selbst, wie lange Sie dehnen – optimal sind 15 bis 30 Sekunden. Letztlich hängt die Dauer davon ab, wie intensiv Sie die Dehnung spüren und wie wohl Sie sich dabei fühlen. Wenn Sie wollen, probieren Sie das bewegt-statische Stretching aus (Seite 124).

6. Wenn Sie die Übung beenden wollen, lösen Sie sich ganz langsam und gehen zurück in die Ausgangsposition.

➤ Machen Sie jede Übung immer auf beiden Körperseiten, zum Beispiel mit dem rechten und dem linken Bein.

➤ Jede Übung wird in der Regel 2- bis 3-mal wiederholt. Aber auch dies ist abhängig von Ihrem Körpergefühl. Haben Sie zum Beispiel das Gefühl, eine Übung tut Ihnen ganz besonders gut, können Sie sie auch öfter wiederholen.

tipp:

STRETCHING-REGELN

➤ Stretching braucht Wärme!
Üben Sie immer in warmer Umgebung bei angenehmen Temperaturen. Denn: Muskeldehnung funktioniert nur, wenn der Muskel sich gut entspannen kann. Und das klappt bei höheren Temperaturen einfach viel besser!
Wollen Sie ein intensives Stretching-Training absolvieren? Dann sollten Sie sich vorher aufwärmen – fünf Minuten reichen schon aus. Einfach auf der Stelle gehen, die Knie hochziehen und ab und zu die Schultern kreisen lassen. Oder Sie legen Ihre Lieblingsmusik auf – und tanzen einfach los.

➤ Ruhe muss sein!
Zum Üben brauchen Sie Ruhe – Sie sollen sich ganz auf Ihren Körper konzentrieren können.

➤ Richtig atmen!
Richtiges Atmen entspannt Körper und Geist und unterstützt die Dehnung. Atmen Sie also immer tief ein und langsam wieder aus. Stellen Sie sich vor, Ihre Atemluft fließt in den Dehnbereich hinein.

➤ Entspannung pur!
Je besser Sie sich entspannen, desto größere Effekte hat das Stretching-Training. Der Grund: Sind Ihre Muskeln entspannt, empfinden Sie den Dehnschmerz weniger stark, und Ihre Beweglichkeit kann schneller verbessert werden.

Fit mit Spaß

Training für Muskeln, Figur und Körpergefühl

*Rundum fit und beweglich – wer möchte das nicht sein? Also muss der ganze Körper regelmäßig gedehnt werden, denn sonst ist es damit bald vorbei.
Einige Muskeln brauchen das Stretching ganz besonders dringend, weil sie im Alltag ständig überstrapaziert werden. Hier finden Sie die wichtigsten Ausgleichsübungen für verkürzte und verspannte Muskeln.*

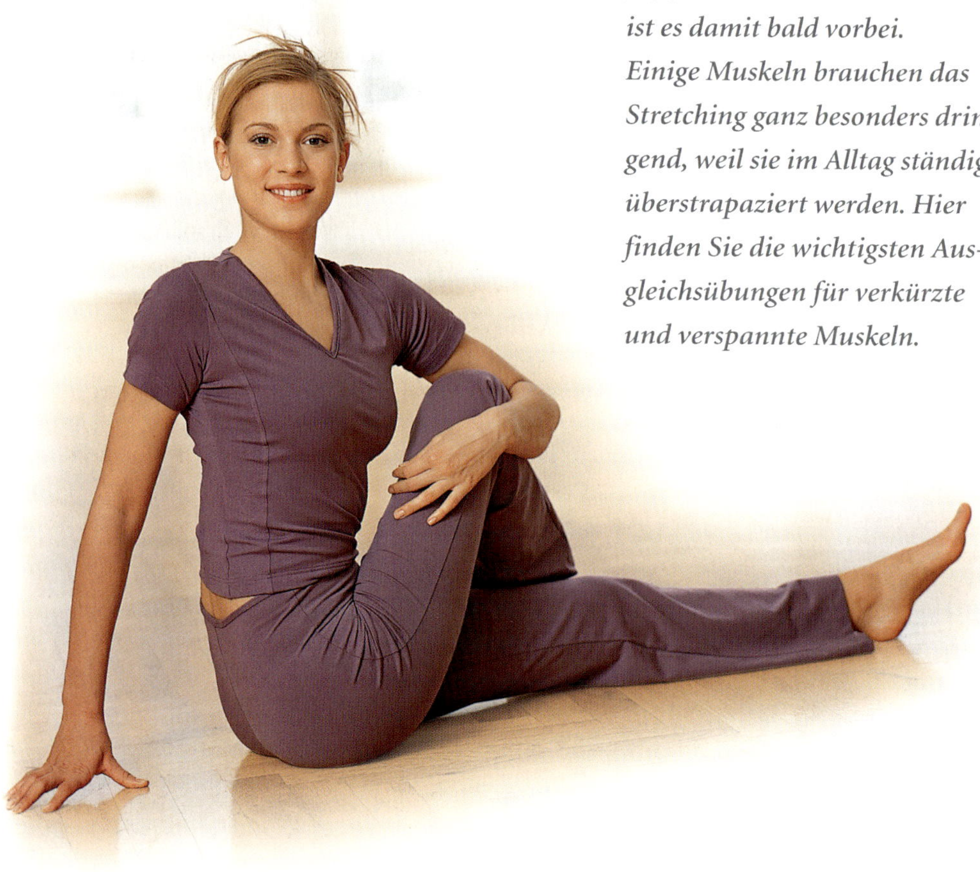

Aufrecht und beweglich

Unsere Haltung, Körperstatik und Beweglichkeit basieren auf einem äußerst komplexen System aus vielen Einzelteilen wie Knochen, Muskeln und Gelenken. Die Funktionen aller Segmente sind sorgfältig aufeinander abgestimmt – als Voraussetzung dafür, dass wir uns stabil aufrecht halten und frei bewegen können.

tipp:

WIE HÄUFIG STRETCHEN?

Klare Antwort – so oft wie möglich. Am besten, Sie dehnen Ihre Muskeln täglich.

➤ Planen Sie dafür eine feste Zeit in Ihrem Tagesablauf ein. Zum Beispiel nach dem Aufstehen, in der Mittagspause oder bevor Sie ins Bett gehen.
➤ Es reicht, wenn Sie 8 bis 10 Minuten pro Tag investieren.
➤ Suchen Sie sich täglich eine andere Körperzone aus, lassen Sie aber keine ganz aus.

Wenig Lust, täglich zu trainieren? Auch kein Problem:
➤ Teilen Sie sich die folgenden Übungsprogramme einfach anders auf. Zweimal in der Woche 20 bis 30 Minuten Zeit sollten Sie allerdings regelmäßig einplanen. Dafür bekommen Sie ja auch eine ganze Menge: elastische Muskeln, eine aufrechte Haltung und jede Menge Energie.

Was uns »krumm und lahm« macht

Verändert sich nur ein Teil, so gerät das Gesamtsystem durcheinander. So können sich zum Beispiel verkürzte Nackenmuskeln auf die gesamte Körperstatik auswirken. Das Ergebnis ist dann oft die typische Haltung des modernen Menschen: Der Kopf wird vorgestreckt, die Schultern hängen nach vorn, der Rücken ist im Hohlkreuz und der Bauch hängt vor.

Diese Haltung sieht nicht nur sehr unvorteilhaft aus, sie schränkt auch die Beweglichkeit stark ein. Ausreichende Beweglichkeit jedoch ist notwendig, damit unsere Gelenke optimal funktionieren. Tun sie das nicht, werden sie ungleichmäßig belastet. Die möglichen Folgen sind vorzeitiger Verschleiß, chronische Reizungen und dauernde Schmerzen. Wer also seine Gelenke nicht frühzeitig verschleißen will, sollte seine Beweglichkeit gezielt trainieren.

Tun Sie etwas für sich!

Die Stretching-Übungen auf den nächsten Seiten setzen genau an den Schwachstellen an und dehnen alle Muskeln, die bei den meisten Erwachsenen verkürzt sind.
Damit tun Sie also aktiv etwas für Ihre Gesundheit, für eine aufrechte Haltung und für mehr Beweglichkeit.

Schöne, straffe Beine

Übungen für Oberschenkel und Waden

● Lange, schlanke und geschmeidige Beine – welche Frau wünscht sich das nicht. Die Wirklichkeit sieht leider oft anders aus: Die Beinmuskeln sind bei vielen Frauen verkürzt. Der Grund: zu langes Sitzen, zu wenig Bewegung. Die Folgen sind fatal: Sind die Muskeln an der Vorder- und der Rückseite der Oberschenkel nicht elastisch genug, kann sich das Becken nicht optimal aufrichten – die Haltung wird schlechter. Und das wirkt sich auf Dauer auch negativ auf die Wirbelsäule aus. Rückenschmerzen können die Folge sein.

● Zu pralle Waden? Oft liegt das daran, dass die Wadenmuskeln im Alltag durch zu langes Gehen und Stehen überfordert sind. Sie stehen den ganzen Tag unter Spannung. Und dadurch werden sie nicht nur stramm und fest, sondern immer kürzer. Darunter leidet auch die Achillessehne. Waden-Stretching schützt die Achillessehne und macht sie flexibler – damit Sie länger und gesünder laufen können.
Tragen Sie gerne High Heels? Dann sollten Sie die Wadenübung regelmäßig machen – am besten jeden Abend und möglichst auch mal zwischendurch. Weitere Übungen dazu finden Sie auf Seite 152/153. Schuhe aus – und los geht's!

Für die Vorderseite der Oberschenkel

1. Legen Sie sich ganz bequem auf den Boden, auf die linke Körperseite. Strecken Sie den linken Arm lang aus, und legen Sie den Kopf gemütlich auf dem ausgestreckten Arm ab. Das untere Bein wird etwas angewinkelt.
2. Umfassen Sie nun mit der rechten Hand hinter dem Körper das rechte Fußgelenk, und ziehen Sie es vorsichtig in Richtung Po. Dabei bleiben die Oberschenkel geschlossen. Jetzt spüren Sie die Dehnung im vorderen Oberschenkel.
3. Wollen Sie das Dehngefühl noch etwas verstärken? Dann bewegen Sie die Hüfte vorsichtig etwas weiter nach vorn. Achten Sie darauf, dass Sie kein Hohlkreuz machen.

➤ Wiederholen Sie die Übung auf der anderen Seite.

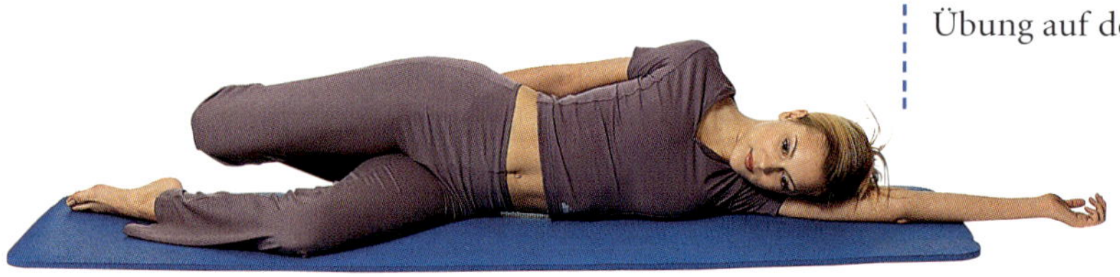

Für die Rückseite der Oberschenkel

1. Legen Sie sich auf den Rücken. Stellen Sie den linken Fuß auf. Heben Sie das rechte Bein lang nach oben, und umfassen Sie mit beiden Händen den rechten Oberschenkel.
2. Ziehen Sie das gestreckte Bein sanft in Richtung Bauch. Dabei wird die Fußspitze zum Körper herangezogen. Das verstärkt die Dehnung.

➤ Vergessen Sie nicht, auch hier die Seite zu wechseln.

Für die Waden

Und weiter geht's im Stand:

1. Stellen Sie das rechte Bein weit zurück, und drücken Sie die Ferse vorsichtig zum Boden. Das vordere Bein ist gebeugt, und die Hände stützen sich auf dem Oberschenkel ab.
2. Neigen Sie den Oberkörper gerade nach vorn.
Bei dieser Übung spüren Sie die Dehnung auf der Rückseite des Unterschenkels.

➤ Wechseln Sie dann die Seite.

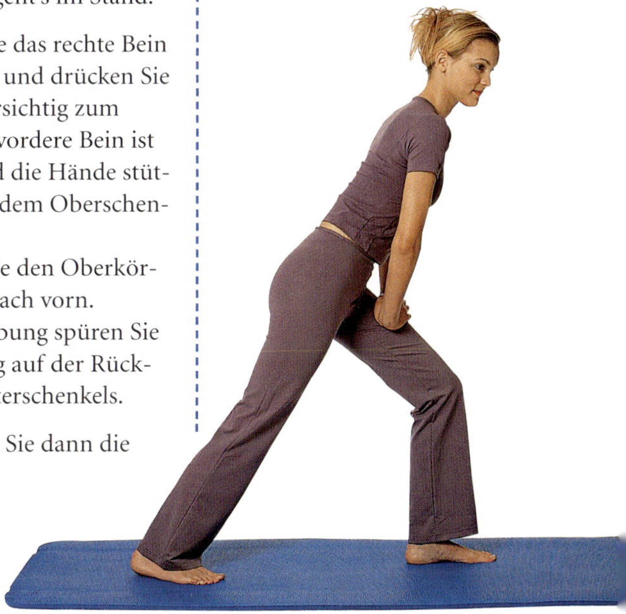

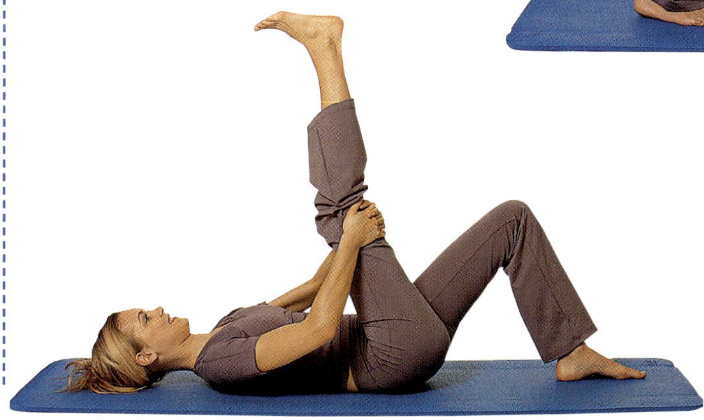

Schwung in die Hüfte

Übungen für Beine und Po

● Haben Sie häufiger Schmerzen in der Leistengegend? Vielleicht liegt das daran, dass die Muskeln an der Beininnenseite überlastet sind – die leisten nämlich Stunde um Stunde Schwerstarbeit, weil sie das Becken stabilisieren müssen. Unsere Stretching-Übungen dehnen diese – Schenkelanzieher oder Adduktoren genannten – Muskeln. Dadurch werden sie entlastet, und das Becken wird beweglicher.

● Eigentlich neigt der Po nicht zu Muskelverkürzungen. Trotzdem tut es einfach gut, die Muskeln an Po und Hüftaußenseite zu stretchen. Nach dem Fitnesstraining sollten Sie Po und Beckenaußenseite immer gut dehnen – vor allem, wenn Sie sie im Training stark belastet haben wie beim Inline-Skaten, bei der Step-Aerobic oder bei einem Bauch-Beine-Po-Workout.

Für die Beininnenseite

1. Setzen Sie sich auf den Boden, und grätschen Sie die gestreckten Beine. Drücken Sie Ihre Knie durch, und ziehen Sie die Zehen zum Körper heran.
2. Beugen Sie sich nun mit geradem Rücken langsam nach vorn. Setzen Sie dabei die Hände vor dem Körper auf den Boden.
3. Je weiter Sie mit dem Oberkörper nach vorn kommen, umso stärker wird die Dehnung auf der Beininnenseite. Neigen Sie sich so weit nach vorn, dass Sie die Dehnung noch als angenehm empfinden. Schieben Sie das Brustbein nach vorn, und achten Sie darauf, dass die Schultern hinten und unten bleiben.

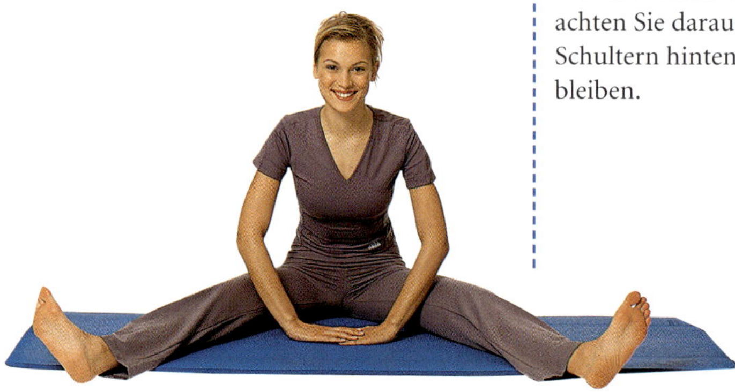

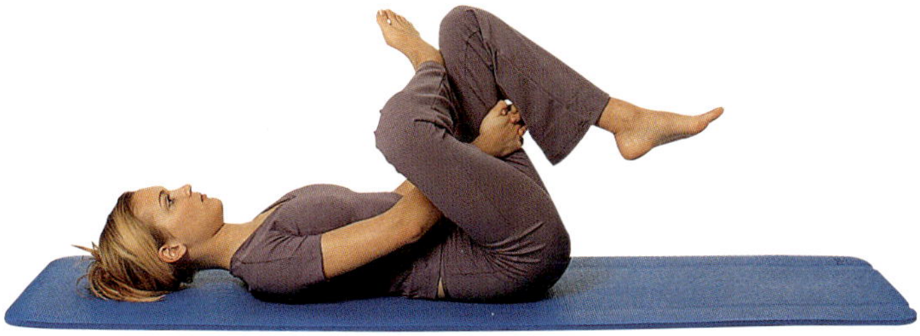

Für die Hüftaußenseite

1. Bleiben Sie auf dem Boden sitzen, das linke Bein lang ausgestreckt. Heben Sie den rechten Fuß über das linke Bein, und stellen Sie es auf den Boden.
2. Ziehen Sie nun mit der linken Hand das rechte Knie an den Bauch heran. Die rechte Hand wird hinter dem Rücken auf dem Boden aufgesetzt.
3. Drehen Sie den Oberkörper vorsichtig nach rechts, und blicken Sie hinter die rechte Schulter auf den Boden.

Diese Übung dehnt die Muskeln an der Außenseite des Beckens und macht die Wirbelsäule beweglich.

➤ Wechseln Sie anschließend die Seite.

Für den Po

1. Legen Sie sich bequem auf den Rücken, und heben Sie beide Knie zum Bauch. Legen Sie den rechten Fuß über den linken Oberschenkel.

2. Umfassen Sie den linken Oberschenkel mit beiden Händen, und ziehen Sie ihn noch etwas mehr an den Bauch heran.
Sie spüren die Dehnung auf der rechten Poseite.

➤ Und dann wechseln Sie die Seite.

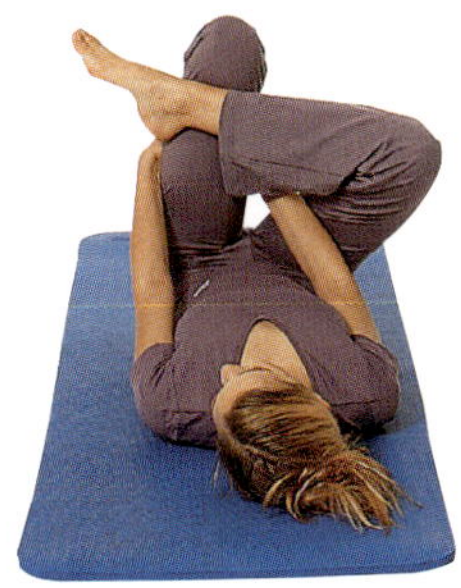

Hier die Übung für den Po nochmal aus anderer Perspektive. Alles klar?

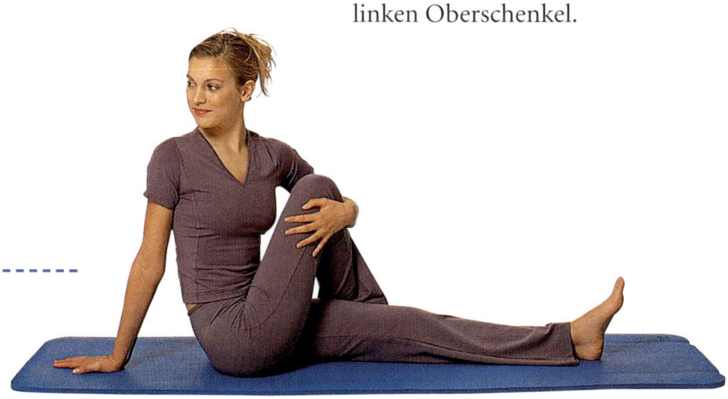

Ein starkes Rückgrat

Übungen für den Rücken

Verspannungen und Rückenschmerzen – mehr als die Hälfte aller Frauen hat Probleme damit. Vor allem durch stundenlanges Sitzen und Stehen wird die Wirbelsäule falsch belastet. Die Muskeln erschlaffen und verkürzen. Verspannte Muskeln sind schlecht durchblutet – die Schmerzen strahlen oft bis ins umliegende Gewebe aus. Wenn der Rücken schmerzt, leiden auch unser Optimismus und unsere Lebensfreude darunter, kurz: unsere ganze Ausstrahlung.

Hilfe bei Schmerzen

Wenn Sie sich kaum noch ohne Schmerzen bücken oder drehen können, ist es höchste Zeit für gezielte Dehnübungen – am besten täglich!

- Die Übungen für den unteren Rücken lösen Verspannungen und sorgen für mehr Beweglichkeit. Wenn Sie regelmäßig trainieren, fühlen Sie sich schnell wieder richtig fit.
- Die Muskeln des oberen Rückens brauchen normalerweise keine zusätzliche Dehnung. Das hängt damit zusammen, dass wir im Alltag sowieso viel zu lange mit rundem Rücken sitzen – dadurch werden die oberen Rückenmuskeln ständig überdehnt.

Nur wenn Sie die oberen Rückenmuskeln intensiv kräftigen, zum Beispiel beim Gerätetraining im Fitnessstudio oder durch Übungen mit elastischen Bändern, sollten Sie sie im Anschluss daran auch wieder stretchen.

Für den ganzen Rücken

1. Legen Sie sich bequem auf den Rücken, und ziehen Sie beide Knie zum Bauch.
2. Umfassen Sie die Knie mit beiden Händen, und ziehen Sie sie noch etwas mehr zum Bauch heran.
Achtung: Ziehen Sie das Kinn leicht zur Brust, sonst schaden Sie Ihrem Nacken.
3. Wollen Sie die Dehnung verstärken? Dann heben Sie den Kopf, und führen Sie ihn hoch zu den Knien.
Diese Übung können Sie so lange halten, wie es Ihnen angenehm ist.

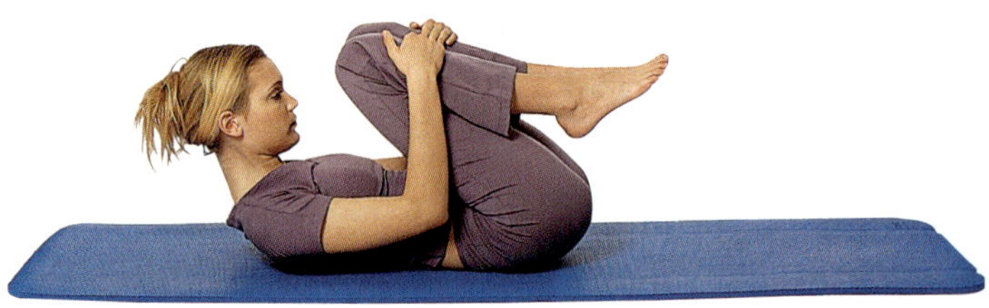

tipp:

Sitzen Sie dynamisch!

Gesundes Sitzen bedeutet dynamisches Sitzen – so paradox das klingen mag:

➤ Verändern Sie Ihre Sitzposition so oft wie möglich. Setzen Sie sich ganz vorn auf den Stuhl und dann nach hinten. Sitzen Sie eine Weile aufrecht, und lehnen Sie sich danach an. Ganz wichtig: Stehen Sie zwischendurch immer wieder auf.

Für den unteren Rücken

1. Setzen Sie sich bequem hin, und stellen Sie Ihre Füße auf.
2. Greifen Sie mit beiden Händen jeweils von außen in die Kniekehlen, und ziehen Sie gleichzeitig Ihre Knie noch etwas näher an den Körper heran.
3. Neigen Sie Ihren Kopf nach vorn in Richtung Knie. Dabei wird der Rücken gerundet und die Rückenmuskeln gedehnt.

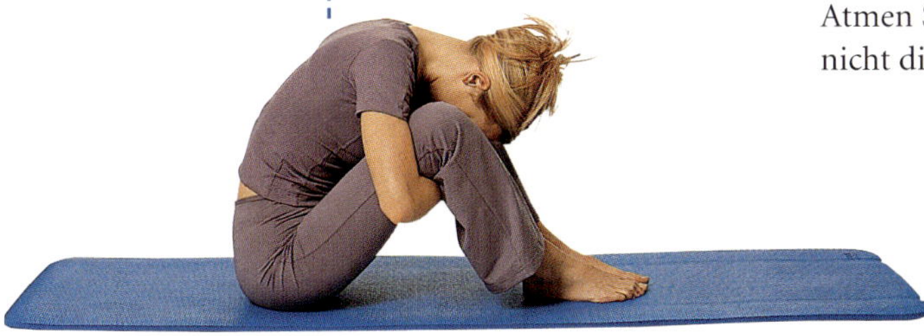

Für den oberen Rücken

Weiter geht's im Stand:

1. Stellen Sie sich aufrecht hin. Kreuzen Sie Ihre Arme vor der Brust, und greifen Sie an die Oberarme.
2. Nehmen Sie den Kopf zwischen die Arme, und ziehen Sie Arme und Schultern sanft nach vorn.

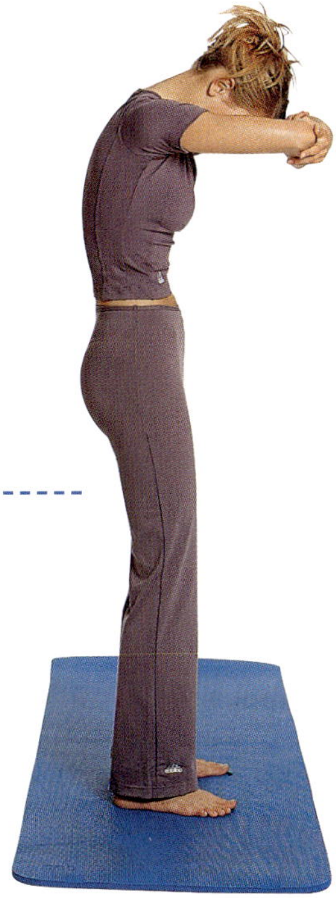

So dehnen Sie den oberen Rücken, die Muskeln zwischen den Schulterblättern und die Schultern. Atmen Sie ruhig weiter – nicht die Luft anhalten.

Aufrecht durchs Leben gehen

Übungen für Brust und Bauch

Eine gute Figur hängt nicht nur vom Gewicht ab! Genauso wichtig sind eine aufrechte und trotzdem entspannte Haltung, ein fester Gang und straffe, gleichzeitig bewegliche Muskeln.

- Dehnfähige, elastische Brustmuskeln sorgen gemeinsam mit starken Rückenmuskeln für eine aufrechte Haltung. Sind die Brustmuskeln verkürzt, leidet sogar die Atmung darunter. Der Grund: Die kleinen Muskeln zwischen den Rippen sind als so genannte Atemhilfsmuskeln mit zuständig für eine gute und tiefe Atmung. Sind sie verspannt, verkleinert sich automatisch das Atemvolumen, und unser Körper wird nicht mehr optimal mit Sauerstoff versorgt.
Stretching-Übungen für die Brust fördern eine gute, aufrechte Haltung. Machen Sie sich regelmäßig richtig lang – dann gehen Sie gleich ganz anders durchs Leben: aufrecht und selbstbewusst!
- Die Bauchmuskeln können nicht isoliert gedehnt werden. Alle Übungen, die die Brust stretchen und die Aufrichtung der Wirbelsäule trainieren, strecken gleichzeitig auch den Bauch.

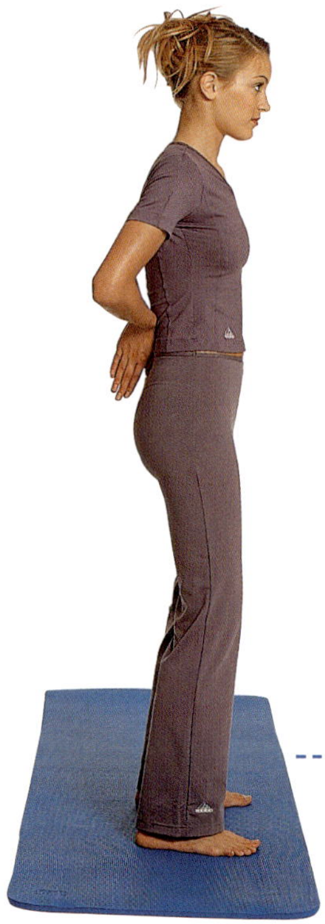

Für die Brust

Wir beginnen im aufrechten Stand:

1. Stellen Sie sich mit hüftbreit geöffneten Beinen hin, die Knie sind leicht gebeugt. Spannen Sie Po und Bauch fest an.
2. Legen Sie hinter dem Rücken die Handflächen so aufeinander, dass die Fingerspitzen nach unten zeigen und die Ellbogen nach außen.
3. Bewegen Sie nun die Schultern etwas nach hinten.

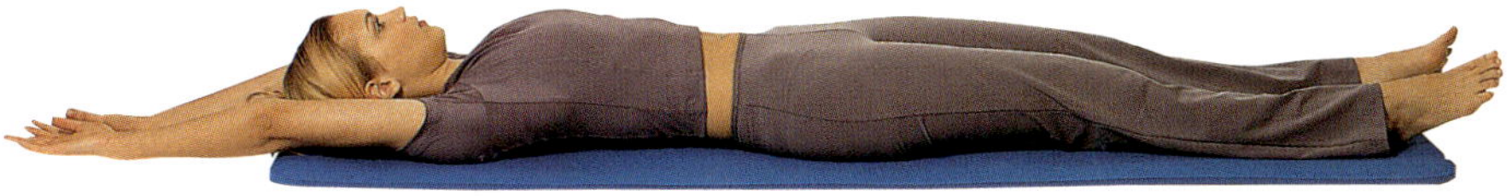

Für die Brust- und Schultermuskeln

1. Gehen Sie nun runter in den Kniestand.
2. Neigen Sie den Oberkörper nach vorn, und legen Sie die Stirn auf den Boden. Strecken Sie die Arme lang nach vorn aus. Stellen Sie die Handkanten auf dem Boden auf, Daumen nach oben.
3. Ziehen Sie nun vorsichtig die rechte Schulter etwas tiefer Richtung Boden – und zählen Sie bis 10.
4. Lösen Sie die Spannung – und ziehen Sie nun die linke Schulter nach unten. Noch einmal bis 10 zählen – und wieder lösen.

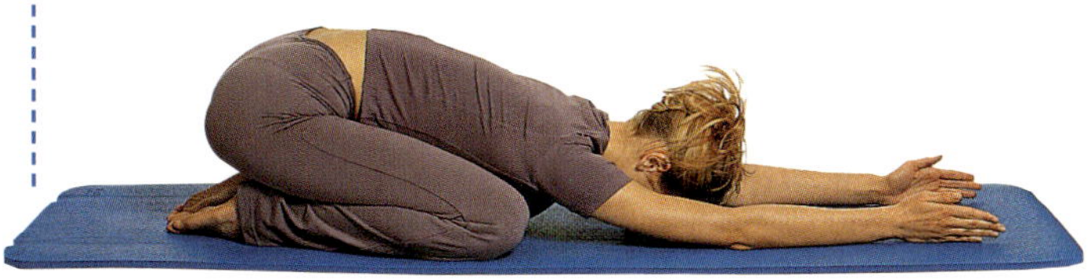

Für den Bauch

1. Legen Sie sich auf den Rücken, und machen Sie sich ganz lang:
2. Strecken Sie die Arme über den Kopf, und schieben Sie die Füße weit nach unten. Strecken und dehnen Sie sich so richtig genüsslich. Achten Sie dabei auf Ihre Atmung – atmen Sie ruhig und fließend weiter.

tipp:

FÜR EINEN BIKINIBAUCH

Kleine Zusatzübung für eine feste, schlanke Körpermitte:

➤ Legen Sie sich auf den Rücken. Stellen Sie die Fersen hüftbreit auf. Legen Sie beide Hände übereinander an den Hinterkopf. Drücken Sie Ihre Ellbogen so weit nach außen, dass Sie sie nicht mehr sehen können.
Jetzt ziehen Sie den Bauch ein, drücken den unteren Rücken fest gegen den Boden und heben ausatmend den Oberkörper mit Blick zur Decke an. Das Gewicht Ihres Kopfes liegt auf den Händen – damit verhindern Sie Nackenverspannungen.
Gehen Sie einatmend langsam wieder hinunter, ohne mit den Schultern den Boden zu berühren.
Machen Sie 3-mal 15 Wiederholungen, dazwischen jeweils eine kurze Pause.

Herrlich locker und entspannt

Übungen für Schultern und Nacken

Haben Sie auch manchmal das Gefühl, auf Ihren Schultern lagerten viele Kilo Blei? Sie fühlen sich müde, abgeschlafft, verspannt und unbeweglich?

● Unsere Schultern sind äußerst sensibel – die Muskeln rund um das Gelenk reagieren sofort auf falsche Bewegungen, schlechte Haltung und zu viel Stress. Oft ziehen wir die Schultern bei Arbeiten mit nach vorn gehaltenen Armen unwillkürlich hoch. Dadurch verkrampfen die Muskeln und werden fest, die Durchblutung wird blockiert. Achten Sie im Alltag – ob beim Telefonieren oder wenn Sie nach der Kaffeetasse greifen – darauf, dass Sie die Schultern locker lassen und nicht nach oben ziehen. Unsere Übungen bewirken, dass der Bewegungsradius der Schultergelenke wieder größer wird. Aber sie können noch mehr: Sie machen uns herrlich locker und superentspannt – und das garantiert ohne jede Nebenwirkung. Probieren Sie's aus – am besten sofort!

● Haben Sie vor allem Nackenprobleme? Weitere Übungen für einen entspannten Nacken finden Sie auf Seite 148/149.

tipp:

Immer im Lot!

Eine gute Haltung ist aufrecht und gerade, aber trotzdem locker und entspannt.

➤ Trainieren Sie Ihr Haltungsgefühl: Stellen Sie sich einen Faden vor, der in der Mitte Ihres Kopfes in Ihren Körper hineinführt und ihn am Steißbein wieder verlässt. Richten Sie Ihre Wirbelsäule an diesem imaginären Faden entlang auf. Ziehen Sie das Kinn leicht an, lassen Sie die Schultern sinken, und richten Sie das Becken auf.

Für entspannte Schultern

1. Stellen Sie sich aufrecht hin, und spannen Sie Po und Bauch fest an.

2. Bringen Sie den rechten Arm vor dem Körper zur linken Seite. Ziehen Sie zusätzlich mit der linken Hand den

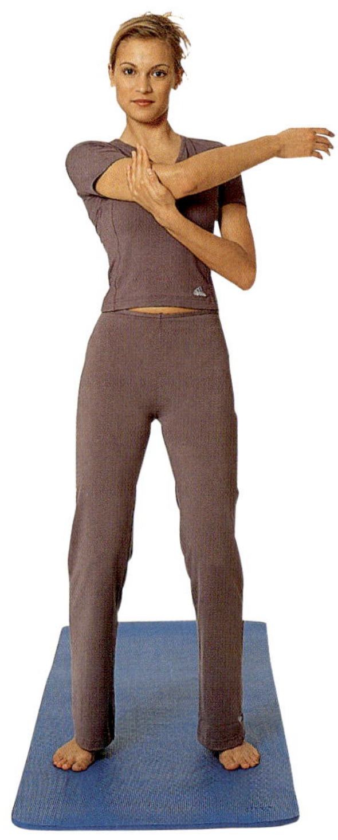

rechten Oberarm sanft an den Körper heran. Dabei wird die rechte Schulter gedehnt.

➤ Wiederholen Sie die Übung auf der linken Seite.

Für Schultern und Nacken

1. Bleiben Sie auch für diese Übung aufrecht stehen, Po und Bauch fest angespannt.
2. Umfassen Sie hinter dem Körper mit der linken Hand das rechte Handgelenk, und ziehen Sie es vorsichtig schräg nach unten.
3. Jetzt neigen Sie außerdem den Kopf gegengleich seitlich zur linken Schulter.

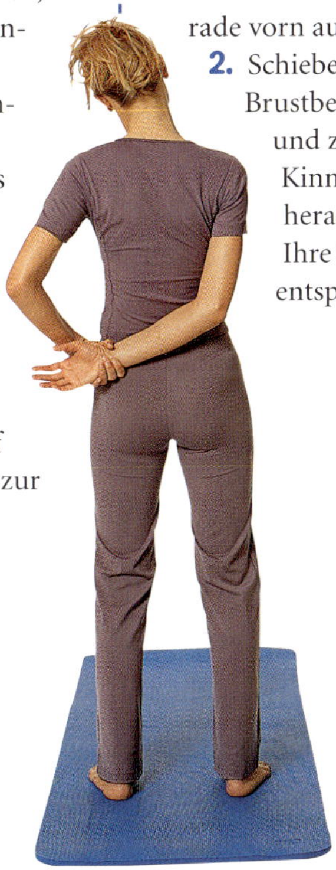

Sie spüren die Dehnung auf der gesamten rechten Seite des Oberkörpers.

➤ Gehen Sie vorsichtig aus der Übungsposition heraus, und wechseln Sie die Seite.

Für den Nacken

1. Bleiben Sie aufrecht stehen oder setzen Sie sich ganz gerade vorn auf einen Stuhl.
2. Schieben Sie das Brustbein nach vorn, und ziehen Sie das Kinn zur Brust heran. Lassen Sie Ihre Schultern ganz entspannt unten.
3. Bewegen Sie Ihr Kinn vorsichtig zur rechten Schulter. Dabei dreht sich der Kopf nach rechts, bis Sie hinter die Schulter auf den Boden schauen können.

➤ Führen Sie den Kopf zur Mitte zurück, und schauen Sie dann über die linke Schulter.

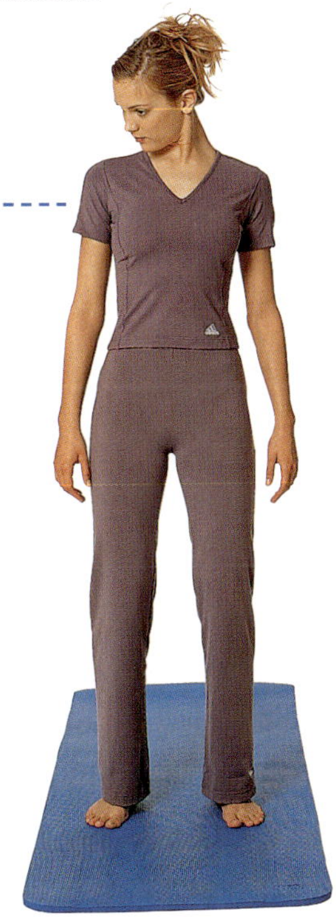

Immer schön flexibel bleiben

Übungen für Arme und Hände

Die wichtigsten Muskeln an den Oberarmen sind der Bizeps (an der Oberarmvorderseite) und der Trizeps (an der Oberarmrückseite).

- Der Bizeps wird praktisch bei jeder Handbewegung eingesetzt – beim Öffnen des Marmeladenglases genauso wie beim Heben der Mineralwasserkiste. Und weil der Muskel so stark gefordert wird, neigt er zu Verkürzungen und sollte regelmäßig gedehnt werden. Sonst gerät die Muskelbalance am Oberarm durcheinander, und es kann zu Problemen am Ellbogen kommen.
- Der Trizeps ist bei den meisten Frauen eher schwach – das hängt damit zusammen, dass er im Alltag selten zum Einsatz kommt. Er braucht nur dann eine spezielle Dehnung, wenn er vorher beim Fitnesstraining besonders gekräftigt wurde.
- Wenn Sie in Beruf oder Freizeit die Hand- oder Fingergelenke über längere Zeit beugen – zum Beispiel beim Schreiben am Computer, beim Festhalten eines Tennis- oder Squashschlägers oder beim Spielen eines Musikinstrumentes –, sollten Sie zum Ausgleich Stretching-Übungen für die Unterarme und die Finger machen.

Für den Bizeps

1. Stellen Sie sich aufrecht hin, und spannen Sie Po und Bauch wieder fest an.
2. Führen Sie beide Hände hinter den Körper, und umfassen Sie mit der linken Hand das rechte Handgelenk.
3. Ziehen Sie nun beide Arme gestreckt nach oben.

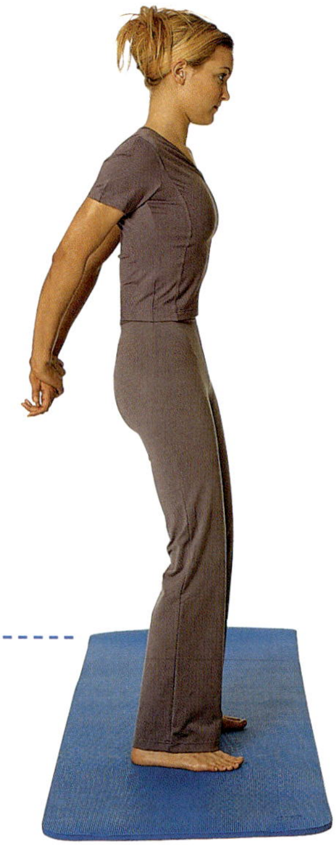

Für den Trizeps

1. Nehmen Sie im Stehen den angewinkelten rechten Arm so hinter den Kopf, dass der Ellbogen nach oben und die Fingerspitzen nach unten zeigen.
2. Drücken Sie mit Ihrer linken Hand den Ellbogen leicht

nach unten. Spüren Sie die Dehnung in der Oberarmrückseite? Dann machen Sie die Übung richtig.

➤ Anschließend dehnen Sie auf die gleiche Weise den linken Oberarm.

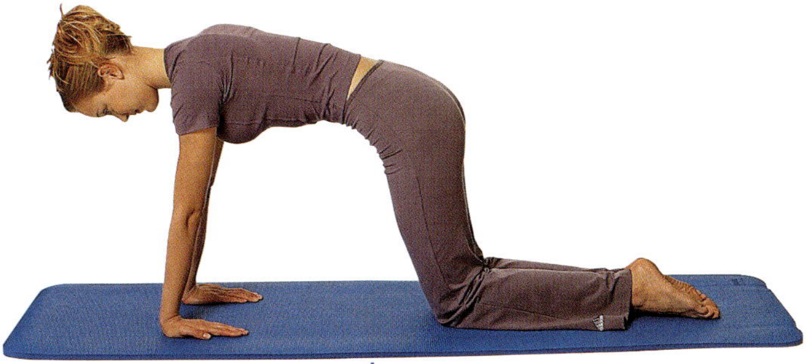

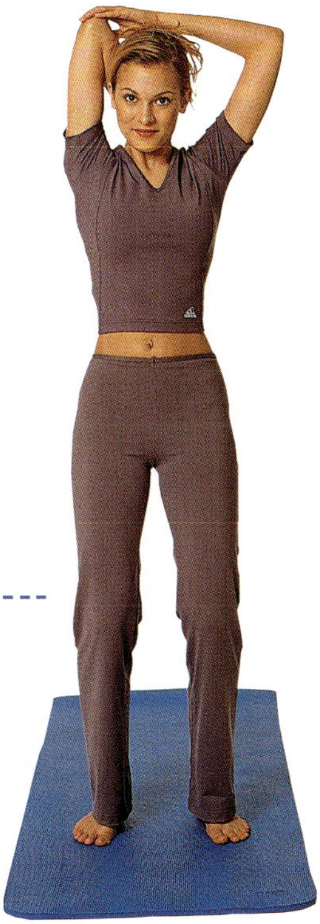

Für Unterarme und Finger

1. Gehen Sie in den Vierfüßlerstand. Setzen Sie aber – anders als sonst – Ihre Hände so auf dem Boden auf, dass die Fingerspitzen gerade zum Körper hin zeigen.
2. Bei dieser Übung ist es wichtig, dass Ihr Körpergewicht nicht auf den Händen lastet, sondern ausschließlich auf den Knien. Verlagern Sie deshalb das Gewicht leicht nach hinten. Die Hände werden nur ganz locker auf dem Boden aufgesetzt.
Sie machen die Übung richtig, wenn Sie ein leichtes Ziehen an den Unterarmen, Händen und Fingern spüren.

Machen Sie diese Übung ganz vorsichtig, und gehen Sie nicht bis an Ihre Dehngrenze.

tipp:

Chinesische Fingerübungen

... wirken beruhigend und sorgen für eine bessere Durchblutung:

➤ Legen Sie beide Handflächen aneinander, die Finger leicht gespreizt. Nun verschränken Sie die beiden kleinen Finger, lösen sie und verschränken sie wieder umgekehrt. 32-mal. Dann der Reihe nach die anderen Finger, vom Ringfinger bis zum Daumen. Wichtig: die restlichen Finger absolut still halten.

Stretching im Alltag

Wellness pur!

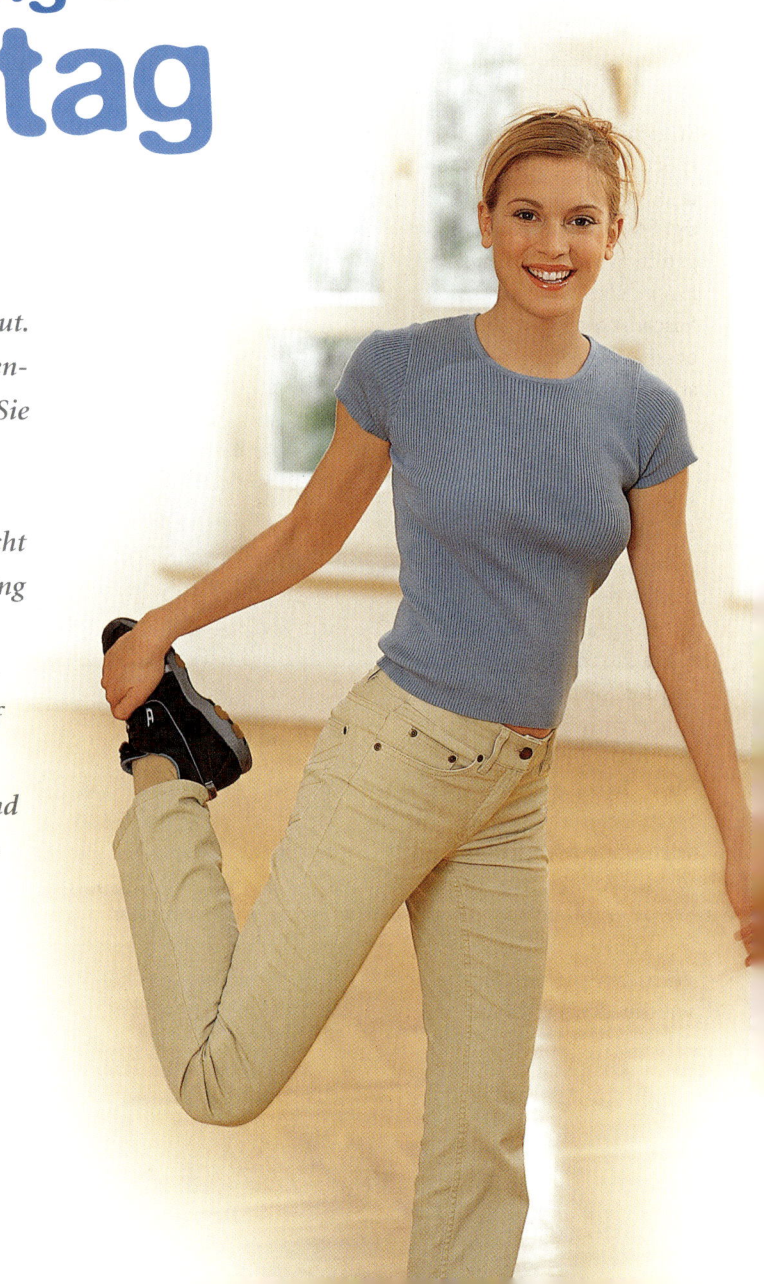

Stretching tut einfach gut. Nach einem Acht-Stunden-Tag im Büro verwöhnen Sie damit Ihren Rücken und entspannen den Nacken. Kommen Sie morgens nicht aus dem Bett, ist Stretching ein toller Energie-Push, und nach einem anstrengenden Stadtbummel auf High Heels massiert es die strapazierten Fuß- und Wadenmuskeln. Hier finden Sie für jede Alltagssituation die passenden Stretching-Übungen!

Dehnen als Ausgleichssport

Stretching ist Ausgleichssport, Entspannungstechnik und Energiequelle gleichzeitig. Es beeinflusst Körpergefühl und Wohlbefinden. Einige Übungen machen frisch und munter, andere entspannen und wirken stressausgleichend.

Einfach ausprobieren!

Die folgenden Stretching-Programme sind für konkrete Alltagssituationen konzipiert.

➤ Am besten, Sie probieren alle Programme einmal in Ruhe durch. Wahrscheinlich werden Sie merken, dass Ihnen einige Übungen ganz besonders gut tun. Nehmen Sie diese in Ihr regelmäßiges Stretching-Training auf, und wiederholen Sie sie immer wieder. Auch einfach mal zwischendurch – während der Kaffeepause oder vor dem Fernseher. Sie werden spüren, wie Sie lockerer werden!

So funktioniert's

➤ Auch bei den Stretching-Programmen im Alltag sollten Sie jede Übung 15 bis 30 Sekunden lang halten. Doch auch hier hängt die Dauer letztlich davon ab, wie gut Ihnen die Übung tut und wie wohl Sie sich dabei fühlen.

➤ Wiederholen Sie jede Übung 2-, höchstens 3-mal.

➤ Und vergessen Sie nicht, die Übung auf beiden Körperseiten zu machen.

➤ Dehnen Sie sich statisch/bewegt-statisch (Seite 124).

Trainieren Sie Ihre Muskeln

Stretching ist wichtig – gleichzeitig wollen Ihre Muskeln aber auch gekräftigt und gestärkt werden. Vor allem, wenn Sie über 30 sind. Dann baut der Körper nämlich automatisch kontinuierlich Muskeln ab und lagert stattdessen Fett ein: pro Lebensjahrzehnt drei Kilo. Sie können den Prozess stoppen – regelmäßige Stärkung erhält die Muskeln und verhindert die Einlagerung von Fett.

info:

VIER GUTE GRÜNDE FÜR STARKE MUSKELN

1. Muskeln machen schön. Sie verändern die Körperform: Die Konturen werden schlanker und straffer. Und die Haltung verbessert sich.

2. Muskeln machen schlank. Je mehr Muskulatur Sie haben, desto mehr »Brennöfen« stehen Ihrem Körper zur Verfügung. Stärkere Muskeln brauchen mehr Energie als schlaffe Durchhänger und verbrennen entsprechend mehr Fett. Und das rund um die Uhr.

3. Muskeln machen gesund. Starke Muskeln ermöglichen eine gute Haltung und schützen die Gelenke vor vorzeitigem Verschleiß.

4. Muskeln machen munter. Muskeltraining regt die Bildung von Power-Hormonen an: Wird ein Muskel angespannt, produziert er Testosteron und Wachstumshormone. Und die machen aktiv, dynamisch und geben Ihnen jede Menge neuer Energie.

Rücken-power

Für eine flexible Wirbelsäule

Beweglich sein – das bedeutet auch, aktiv und vital zu sein. Unsere Wirbelsäule ist der Gradmesser unserer Beweglichkeit. Sind die Muskeln rund um die Wirbelsäule verspannt, können wir kaum etwas schmerzfrei tun. Wenn wir uns bücken oder etwas aufheben wollen, tut sofort der Rücken weh. Und bei jeder kleinen Drehbewegung des Oberkörpers zieht es so unangenehm.

● Dabei ist die Wirbelsäule eigentlich ein Wunderwerk der Natur. Sie kann sich nicht nur beugen und strecken, sie lässt sich auch richtig weit zur rechten und zur linken Seite neigen. Und auf Höhe der Brust- und der Halswirbelsäule können wir sie sogar drehen. Doch ohne regelmäßiges Training verringert sich diese tolle Mobilität automatisch. Der Bewegungsradius wird immer kleiner, und irgendwann kommen dann auch die Schmerzen hinzu.

Unser Power-Programm erhält die natürliche Beweglichkeit der Wirbelsäule. Der Rücken wird zur Seite geneigt und rotiert – Übungen mit Verspannungskillereffekt. Sie spüren, wie Sie täglich beweglicher und lockerer werden. Und das setzt ganz neue Energien frei – Sie fühlen sich frischer, offener, einfach fitter und vitaler.

Vorher aufwärmen!

➤ Bevor Sie loslegen, sollten Sie sich gut aufwärmen. Dazu können Sie einfach Ihre Lieblingsmusik auflegen – und lostanzen! Fünf bis zehn Minuten reichen schon aus.

➤ Oder Sie gehen auf der Stelle und ziehen dabei die Knie hoch. Dann schütteln Sie die Beine nach vorn und zur Seite aus. Und lassen Sie die Schultern kreisen.

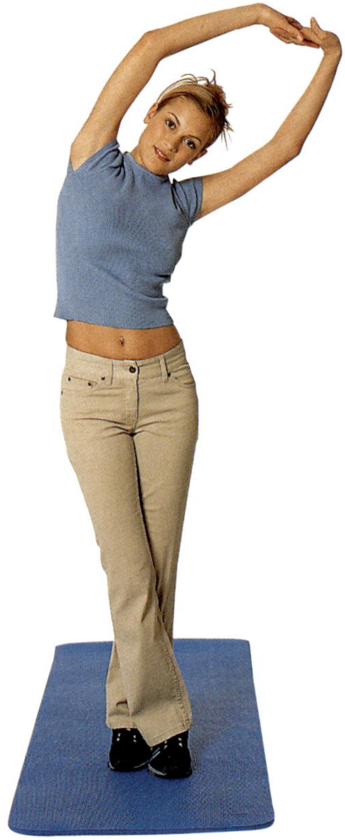

Seitneige

1. Stellen Sie im Stehen die Füße über Kreuz, den rechten Fuß vor den linken.

2. Heben Sie beide Arme über den Kopf, und verschränken Sie die Hände, Handflächen nach oben.

3. Neigen Sie den Oberkörper vorsichtig nach links. Halten Sie nicht die Luft an!

➤ Wechseln Sie dann die Seite: Zurück in der Ausgangsposition, stellen Sie den linken Fuß vor den rechten, heben beide Arme wieder über den Kopf und neigen den Oberkörper nach rechts.

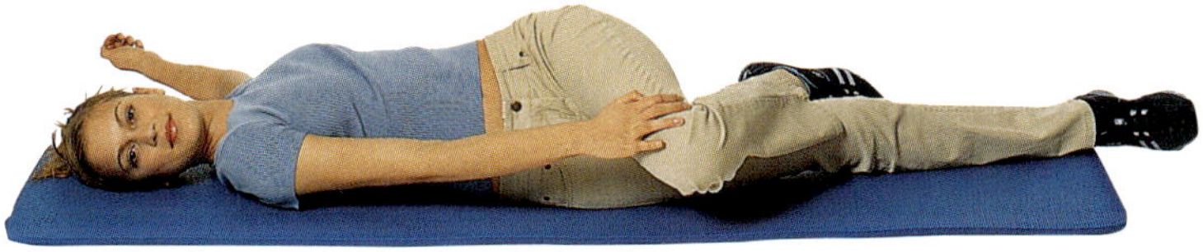

Drehsitz

1. Setzen Sie sich mit geradem Rücken auf den Boden, die Fußinnenflächen gegeneinander gedrückt. Schieben Sie das Brustbein nach vorn und die Schultern nach unten und hinten.
2. Drehen Sie den Oberkörper nach rechts, und greifen Sie mit der linken Hand ans rechte Knie. Die rechte Hand stützen Sie hinter dem Rücken auf dem Boden ab.

➤ Drehen Sie sich zur Mitte zurück, und machen Sie die Übung zur anderen Seite.

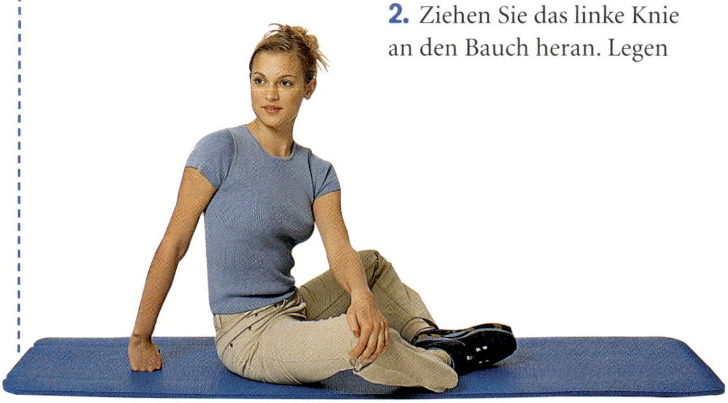

Rotation

1. Legen Sie sich bequem auf den Boden. Strecken Sie den linken Arm schräg nach oben aus, und legen Sie ihn auf den Boden.
2. Ziehen Sie das linke Knie an den Bauch heran. Legen Sie die rechte Hand auf das Knie, und ziehen Sie es vorsichtig zur rechten Seite herüber. Dabei hebt sich die linke Poseite vom Boden ab. Der linke Arm und die linke Schulter bleiben am Boden liegen.
Sie spüren die Dehnung auf der linken Seite des Rumpfes. Atmen Sie während der Dehnung ruhig weiter – am besten in die linke Seite hinein.

➤ Wiederholen Sie die Übung anschließend mit der rechten Seite.

Energie-Push

Vitalität und neuer Schwung

Müde, ausgelaugt, mies drauf? Diese Übungen vertreiben Ihre Müdigkeit, machen Sie garantiert munter und geben Ihnen neue Kraft.

So wird's gemacht

➤ Jede Dehnübung wird etwa 15 Sekunden lang gehalten und 1- bis 2-mal wiederholt.

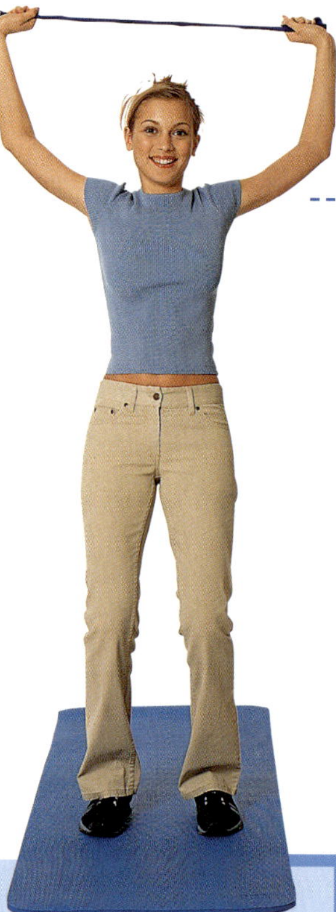

tipp:

KOMMEN SIE IN SCHWUNG!

Wollen Sie sich schnell mal zwischendurch mit frischer, positiver Energie aufladen? Kein Problem:

➤ Stehen Sie auf und hüpfen Sie! Schwingen Sie die Arme in die Luft, lassen Sie Ihre Hüfte kreisen, stampfen Sie mit den Füßen auf den Boden herum.

Was spüren Sie? Die Muskeln sind warm und gut durchblutet. Der Kopf ist klar, Sie fühlen sich frisch und beschwingt. Kein Wunder: Gerade haben Sie die Energiequelle angezapft, die Ihnen immer zur Verfügung steht – Ihren Körper. Bewegung ist ein Grundbedürfnis! Den Körper fordern, sich austoben, mit neuen Bewegungen experimentieren – das macht Spaß und setzt Energien frei.

Brust-Stretch

Diese Übung richtet den Oberkörper auf und aktiviert die Haltemuskeln. Die Atemhilfsmuskeln werden gedehnt, sodass Sie wieder frei durchatmen können. Dadurch wird der gesamte Körper mit frischem Sauerstoff versorgt.

Sie brauchen für die Übung ein Handtuch oder ein Halstuch.

1. Stellen Sie sich aufrecht hin, Po und Bauch fest angespannt.
2. Halten Sie das Handtuch an den Enden fest, und strecken Sie beide Arme über den Kopf nach oben. Dabei sind die Ellbogen leicht gebeugt.
3. Versuchen Sie nun, die Arme vorsichtig hinter den Körper zu ziehen, bis Sie die Dehnung in der Brust spüren.

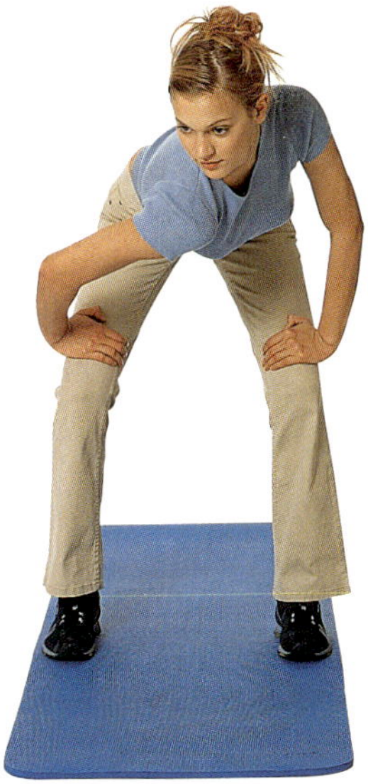

Schulter-Stretch

1. Stützen Sie sich im Stehen mit beiden Händen auf Ihren Oberschenkeln ab. Die Knie sind gebeugt, der Rücken ist gerade.
2. Bewegen Sie nun die rechte Schulter schräg nach unten in Richtung linke Ferse. Halten – und bis sechs zählen.

Gehen Sie dann wieder zurück in die Ausgangsposition.

➤ Und jetzt bewegen Sie die linke Schulter Richtung rechte Ferse. Wieder halten – und bis sechs zählen. Und dann machen Sie den Rücken wieder gerade.

Rückendrehung im Liegen

So wird der Rücken beweglich, die Muskeln rund um die Wirbelsäule werden gedehnt und Verspannungen gelöst.

1. Legen Sie sich bequem auf den Rücken, stellen Sie beide Füße auf, und ziehen Sie sie etwas näher an den Körper heran. Die Knie sind geschlossen.
2. Drücken Sie Ihren unteren Rücken zum Boden. Das geht am besten, wenn Sie Ihre Bauchmuskeln fest anspannen.
3. Bewegen Sie nun beide Knie zusammen zur linken Seite, bis sie den Boden berühren. Dabei hebt die rechte Pohälfte vom Boden ab.
4. Bringen Sie dann beide Arme zur rechten Seite hinüber. Auch der Kopf dreht sich nach rechts.

➤ Machen Sie die Übung ebenso gegengleich.

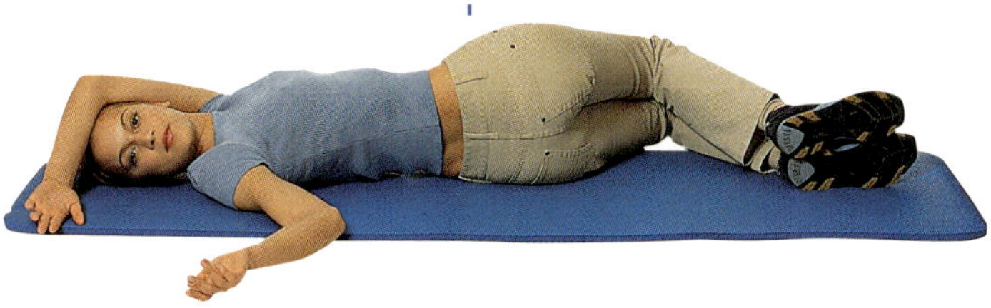

Guten Morgen!

Wake-up im Bett

Kommen Sie morgens schwer aus dem Bett? Kein Wunder, denn während der Nacht schaltet der Kreislauf auf »Sparflamme«. Blutdruck und Puls sinken ab. Der Körper tut nur noch das Allernötigste, um zu funktionieren. Klar, dass es dann nicht immer leicht fällt, sich morgens voller Elan aus dem Bett zu schwingen. Schließlich muss der Körper sich erst wieder auf Aktivität einstellen und den Kreislauf »hochfahren«.

Eine Wohltat für den Körper

● Mit unserem Wake-up-Programm stimmen Sie Kopf und Körper positiv auf den Tag ein. Das Besondere: Sie brauchen nicht einmal aufzustehen. Alle Übungen können im Bett gemacht werden. Dabei werden Ihre Muskeln auf sanfte Art und Weise auf die richtige »Betriebstemperatur« gebracht. Die Durchblutung wird gefördert, der Kreislauf kommt in Schwung. Sie fühlen sich frisch, vital, richtig wach eben. Und das Aufstehen? Das klappt danach von ganz allein.

So wird's gemacht

➤ Legen Sie sich ganz bequem auf den Rücken, am besten mit einem flachen Kopfkissen unter Kopf und Nacken.

➤ Machen Sie die Übungen jeweils 15 Sekunden lang.

➤ Wechseln Sie dann die Seite.

➤ Wiederholen Sie jede Übung 2- bis 3-mal.

Strecken und Bewegen

Diese Übung dehnt die Rückenmuskeln. Durch kleine Bewegungen in Hand- und Fußgelenk wird die Durchblutung gefördert und der Körper mit einer Extra-Portion Sauerstoff versorgt.

1. Strecken Sie das rechte Bein und den rechten Arm lang aus. Ziehen Sie die Fußspitze zum Körper heran.

2. Heben Sie das linke Knie zum Bauch. Legen Sie die linke Hand aufs Knie, und ziehen Sie den Oberschenkel sanft an den Bauch.

3. Ballen Sie die rechte Hand zur Faust: kräftig zusammendrücken – und wieder öffnen, immer im Wechsel.

4. Kreisen Sie gleichzeitig den linken Fuß im Gelenk.

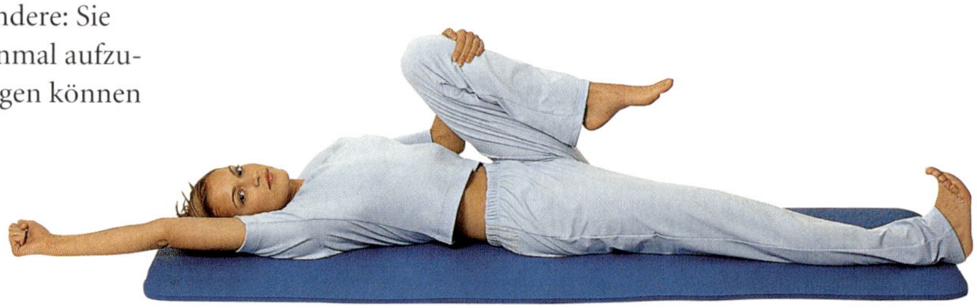

Rückenrotation

Diese Übung macht die Wirbelsäule beweglich, dehnt die Schultermuskeln und lässt Sie frisch und hellwach werden.

1. Stellen Sie beide Füße auf.
2. Strecken Sie die Arme über Kreuz nach oben in Richtung Decke. Drücken Sie dabei die Handflächen gegeneinander.
3. Lassen Sie nun die Knie vorsichtig zur rechten Seite sinken.
4. Atmen Sie tief ein und aus, und versuchen Sie, die Atemluft in die linke Bauchhälfte fließen zu lassen.

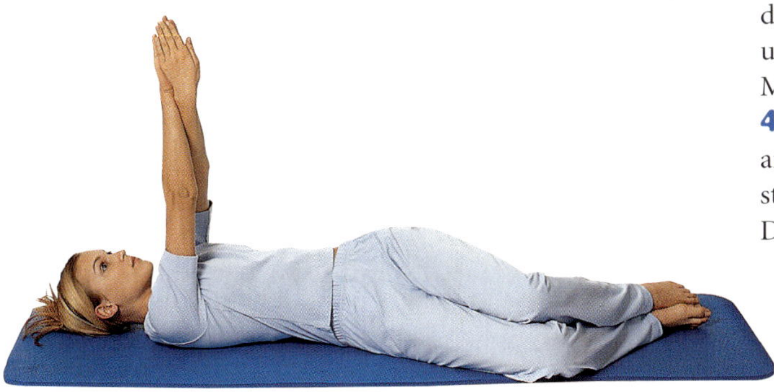

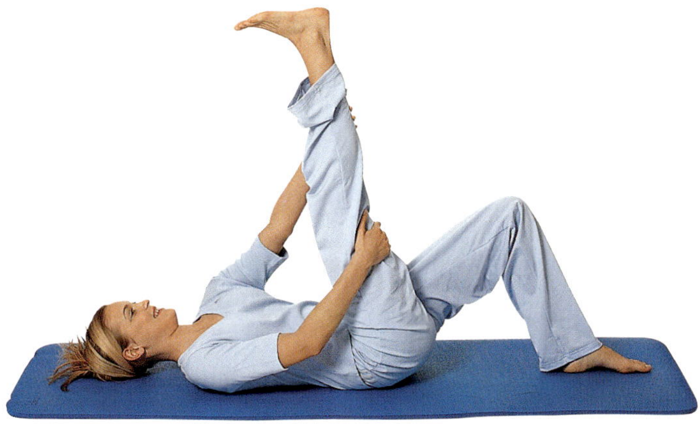

Bein-Stretching

Im Schlaf winkeln wir unsere Beine unwillkürlich an. Deshalb tut es besonders gut, anschließend die Beine ausgiebig zu strecken. So sind die Muskeln schnell wieder fit und mit Sauerstoff versorgt.

1. Winkeln Sie das linke Bein an, und stellen Sie es fest auf. Ziehen Sie das rechte Bein angewinkelt zur Brust.
2. Legen Sie eine Hand in die Kniekehle, die andere auf die Wade des rechten Beines.
3. Strecken Sie es vorsichtig durch – so weit es geht. Kopf und Schultern bleiben auf der Matratze.
4. Ziehen Sie die Fußspitze an den Körper heran, und strecken Sie sie nach oben zur Decke – immer im Wechsel.

Wenn es im Nacken sitzt …

Wohltat für verspannte Nacken

Der Nacken ist der schwächste und damit auch der anfälligste Teil der Wirbelsäule.

● Die kleinen Nackenmuskeln verspannen sich oft, wenn wir den Kopf über längere Zeit ungünstig halten, zum Beispiel bei der Arbeit am Computer. Der Nacken wird steif und das Gewebe nur noch schlecht durchblutet. Es kommt zu Schmerzen, die oft bis in den Kopf ausstrahlen.

Dieses Stretching-Programm hilft, die Verspannungen zu lösen und das Blut in Fluss zu bringen. Mit der Zeit können Sie den Kopf wieder ohne Beschwerden drehen und wenden.

tipp:

KOPFSCHMERZEN?

Kriechen Ihre Nackenverspannungen langsam aufwärts? Die Schmerzen klopfen im Kopf erst leise an, werden aber sehr bald aufdringlicher. Bei Spannungskopfschmerzen helfen diese Übungen:

➤ Setzen Sie alle Fingerspitzen auf die Mitte der Stirn, und streichen Sie mit leichtem Druck nach außen bis zu den Schläfen. Dort massieren Sie sanft kreisförmig. Wiederholen Sie das mehrfach – solange es gut tut.

➤ Tippen Sie mit den Fingerspitzen einer Hand sanft auf die Kopfhaut. Beginnen Sie außen, und gehen Sie spiralenförmig weiter bis zur Kopfmitte. Dann wieder außen beginnen.

➤ Streichen Sie mit den Handflächen sanft über das Gesicht. Erst von unten nach oben zur Stirn und seitlich ausstreichen. Dann von oben nach unten und zu den Seiten. Zuletzt kreisend die Wangen reiben.

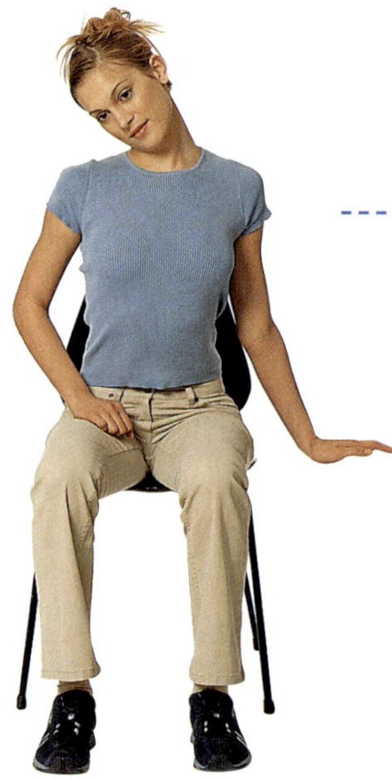

So wird's gemacht

➤ Machen Sie das Programm regelmäßig – am besten mehrmals am Tag – und vor allem dann, wenn Sie die Verspannungen besonders deutlich spüren oder die Schmerzen wieder kommen.

➤ Üben Sie ganz vorsichtig, weder ruckartig noch zu schnell. Bewegen Sie sich immer nur so weit, wie Sie keine Schmerzen haben.

➤ Wiederholen Sie die ersten beiden Übungen jeweils 2- bis 3-mal.

Seitlicher Nacken-Stretch

1. Stellen Sie sich aufrecht hin, oder setzen Sie sich ganz gerade auf einen Stuhl.
2. Schieben Sie das Brustbein nach vorn, und ziehen Sie das Kinn an die Brust.
3. Neigen Sie nun den Kopf nach rechts in Richtung Schulter, und ziehen Sie gleichzeitig den linken Arm mit angewinkelter Hand Richtung Boden.

➤ Wiederholen Sie die Übung zur anderen Seite.

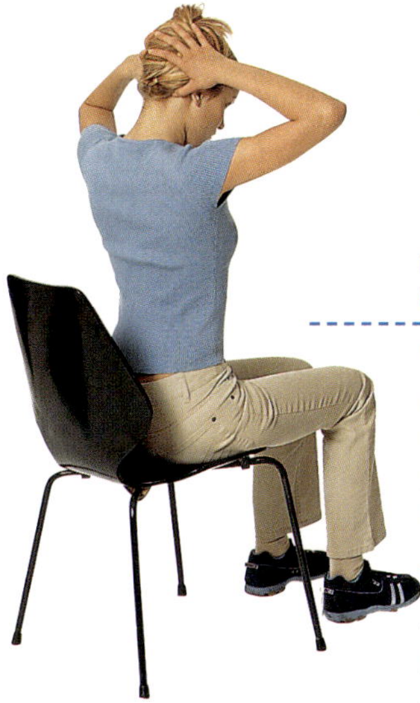

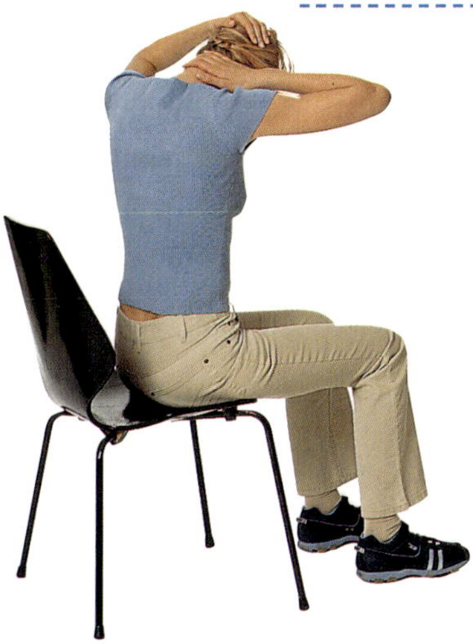

Gerader Nacken-Stretch

1. Auch diese Übung können Sie im aufrechten Stand oder im geraden Sitz durchführen.
2. Legen Sie eine Hand an den Hinterkopf und die andere zur Abstützung an die Halswirbelsäule.
3. Beugen Sie nun den Kopf ganz langsam und vorsichtig nach vorn.
4. Wenn Sie spüren, dass die Übung Ihnen gut tut und Sie die Dehnung noch etwas verstärken wollen, können Sie den Hinterkopf mit der Hand noch etwas weiter nach vorn ziehen – aber schön sanft.

Massage der kleinen Nackenmuskeln

Diese Übung massiert Akupressurpunkte, und die kleinen Nackenmuskeln werden gelockert. Das hilft gegen Kopfschmerzen.

1. Legen Sie Ihre Finger oben auf den Hinterkopf und die Daumen jeweils an den Haaransatz hinter den Ohren.
2. Massieren Sie die Kopfhaut kreisförmig mit den Daumen: am Haaransatz entlang, immer ein bisschen weiter – bis zur Wirbelsäule. Üben Sie mit den Daumen dabei einen leichten Druck aus, jedoch nur so fest, wie es Ihnen gut tut.

➤ Massieren Sie so lange, wie es Ihnen Spaß macht, und wiederholen Sie die Übung so oft Sie dazu Lust haben.

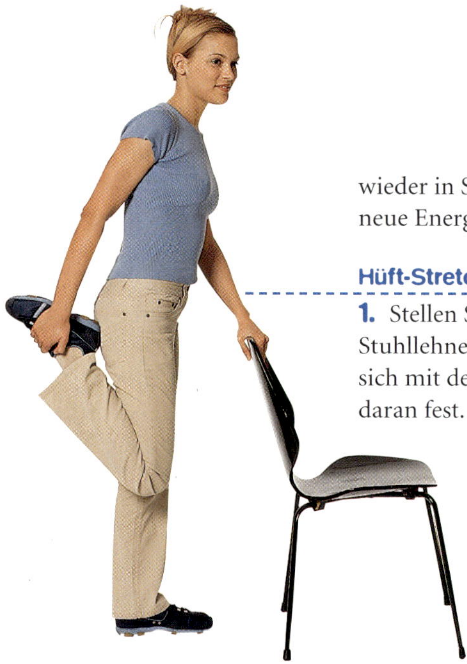

Sit up!

Action für Lang- und Vielsitzer

Wir sitzen zu lang, zu oft und zu unbewegt. Aufrechtes, rückenschonendes Sitzen bedeutet Schwerstarbeit für die Rückenmuskeln, die kein Mensch stundenlang durchhalten könnte.

Wenn die Muskeln müde werden

Sobald die Muskulatur ermüdet, sackt der Oberkörper in sich zusammen, die Schultern fallen nach vorn, und der Rücken wird rund. Die Folge: Die Muskeln an Schulterblättern, Po und Bauch erschlaffen, Brust- und Oberschenkelmuskeln verkürzen sich. Die Bandscheiben werden dabei einseitig zusammengepresst. Kein Wunder, wenn dann Rücken und Nacken schmerzen.
Acht Stunden täglich verbringen viele von uns sitzend am Schreibtisch – und oft in falscher Haltung. Ideal wäre dagegen ein ausgewogener Wechsel zwischen Gehen, Stehen, Sitzen und Liegen.

Das hilft!

Regelmäßige Bewegungspausen helfen, den Teufelskreis zu durchbrechen.
➤ Wenn Sie also merken, dass Ihre Rückenmuskeln den Oberkörper nicht mehr aufrecht halten können, stehen Sie kurz auf, schütteln Ihre Schultern und Arme locker aus und machen unser Stretching-Programm. Es bringt die verspannten Muskeln wieder in Schwung – und neue Energie bringt es auch.

Hüft-Stretch

1. Stellen Sie sich vor eine Stuhllehne, und halten Sie sich mit der linken Hand daran fest.

2. Umfassen Sie hinter dem Körper mit der rechten Hand das rechte Fußgelenk. Ziehen Sie es sanft zum Po. Beide Knie liegen aneinander.

3. Schieben Sie nun Ihre Hüfte vorsichtig etwas nach vorn. Dabei spüren Sie die Dehnung im vorderen Oberschenkel und vorn an der Hüfte. Achten Sie darauf, dass Sie kein Hohlkreuz machen.

➤ Wiederholen Sie die Übung mit der linken Seite.

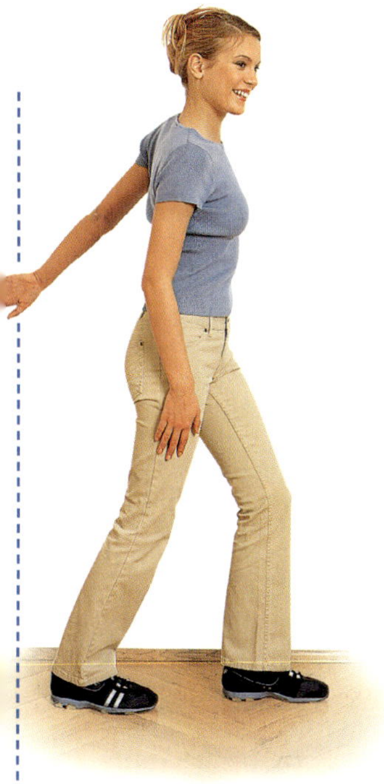

Brust-Stretch

1. Stellen Sie sich mit Ihrer linken Seite in Schrittstellung an eine Wand, das linke Bein steht vorn, das rechte hinten.
2. Spannen Sie Po und Bauch fest an, dabei wird der untere Rücken fast gerade.
3. Legen Sie die linke Hand schräg nach hinten an die Wand. Dabei zeigen die Fingerspitzen nach hinten, und der Handrücken liegt an der Wand. Der Ellbogen ist leicht gebeugt.
4. Drehen Sie den Oberkörper vorsichtig nach rechts, bis Sie die Dehnung in den Brustmuskeln deutlich wahrnehmen.
➤ Machen Sie die Übung auch mit der anderen Seite.

Für Beine und Oberkörper

Diese Übung dehnt die Rückseite der Beine, die durch langes Sitzen häufig verkürzt ist. Gleichzeitig wird der obere Rücken aufgerichtet und aktiviert.

1. Setzen Sie sich mit geradem Rücken vorn auf Ihren Stuhl, schieben Sie das Brustbein nach vorn, die Schultern bleiben ganz entspannt unten.
2. Strecken Sie das rechte Bein nach vorn aus, und stellen Sie es auf die Ferse. Dabei wird die Ferse etwas in Richtung Körper herangezogen. Den linken Fuß normal mit der ganzen Sohle aufstellen.
3. Greifen Sie mit Ihren Fingerspitzen an den Hinterkopf, und drücken Sie die Ellbogen weit nach hinten.
4. Beugen Sie sich mit geradem Rücken zum rechten Bein vor.

➤ Gehen Sie nach der Dehnung zurück in den geraden Sitz, und wiederholen Sie die Übung auf der anderen Seite.

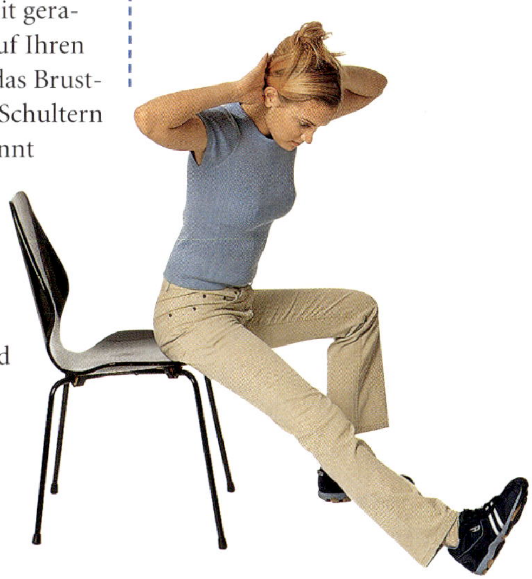

High Heels for ever!

Ausgleich für die Waden

Viele Frauen stehen auf High Heels – manche nur gelegentlich, andere fast immer. Kein Wunder, denn durch die hohen Absätze wirken die Beine länger und der Gang besonders elegant.
Doch jede, die schon einmal einen Stadtbummel auf High Heels hinter sich gebracht hat, weiß, dass dies selten ohne Nebenwirkungen funktioniert. Durch die hohen Absätze kippen die Füße nach vorn, auf dem Ballen lasten beim Gehen fast zwei Drittel des Körpergewichts. Achillessehnen und Wadenmuskeln verkürzen sich. Und wer ständig auf hohen Absätzen herumstiefelt, kann im Extremfall irgendwann gar nicht mehr in flachen Schuhen laufen.

Mit unserem Ausgleichs-Programm überleben Ihre Waden Mode-Trend ganz entspannt. Waden und Achillessehne bleiben geschmeidig und behalten ihre ursprüngliche Länge, selbst wenn Sie laufend High Heels tragen. Vorausgesetzt, Sie machen die Übungen regelmäßig – am besten mehrmals täglich.

Waden-Stretch

1. Stellen Sie ein Bein weit zurück, und stützen Sie sich auf dem vorderen, angewinkelten Bein ab. Das Körpergewicht liegt vorn, die Fußspitzen zeigen geradeaus.
2. Drücken Sie die hintere Ferse vorsichtig in den Boden, bis Sie die Dehnung in der Wade spüren.
Halten …

➤ … und dann die Seite wechseln.

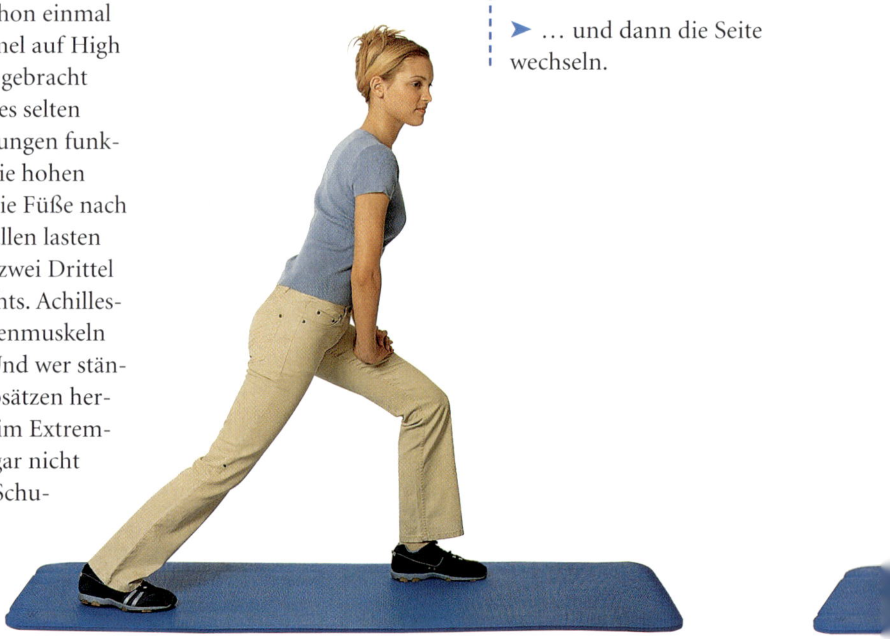

Achilles-Stretch

1. Machen Sie einen kleinen Schritt nach vorn. Dabei sind beide Knie leicht gebeugt.
2. Drücken Sie den hinteren Fußballen hinunter zum Boden. Sie spüren die Dehnung in der unteren Wade und der Achillessehne.

➤ Wiederholen Sie die Übung auf der anderen Seite.

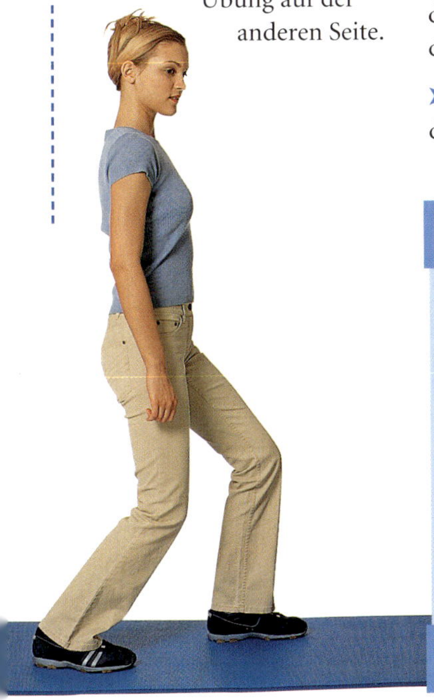

Step-Down

1. Stellen Sie sich oben auf eine Treppenstufe. Der linke Fuß steht mit der ganzen Fläche fest auf der Stufe, die rechte Ferse zeigt über die Stufe hinaus.
2. Führen Sie die rechte Ferse vorsichtig nach unten, bis Sie die Dehnung in der Wade deutlich spüren. Halten Sie die Dehnung etwa 15 Sekunden lang …

➤ … und wechseln Sie dann die Seite.

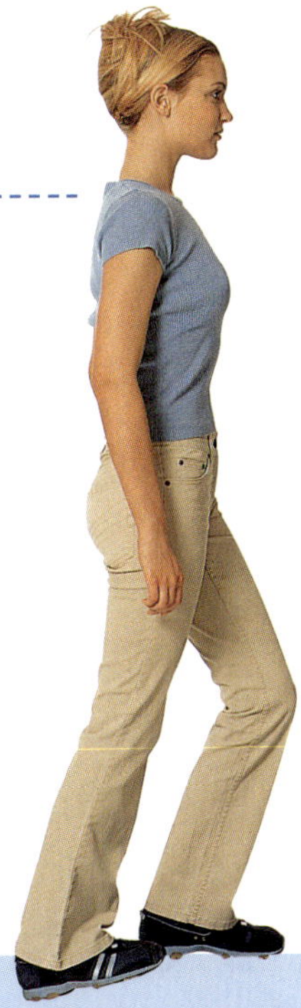

tipp:

FUSSPFLEGE MIT SOFORTEFFEKT

Das hilft nach dem glanzvollen Auftritt auf High Heels:

➤ Fußbäder erfrischen: lauwarm mit Lavendel, Minze oder Rosmarin – genau das Richtige, um dem Fußleiden ein schnelles Ende zu setzen. Alternative: eine Hand voll Salz ins Wasser geben.

➤ Cremes pflegen: eine fettreiche Creme schön dick auf die Füße auftragen. Alternativ: kühlende Gels, aktivierende Frischesprays oder spezielle Puder, die schnell bei Reibungsschmerzen helfen.

➤ Massagen entspannen: Streichen Sie mit den Fingern die Fußsohle langsam von den Zehen zur Ferse hin aus. Danach erst die Zehen und dann den ganzen Mittelfuß vorsichtig mit beiden Händen nach oben und nach unten biegen.

Gesucht – gefunden

Buchtipps

Tolle Workouts für die persönliche Bestform

Grillparzer, M.: Mini-Trampolin. Gräfe und Unzer Verlag
Journal-Wellness-Team: Bauch, Busen, Po in Bestform. Südwest Verlag
Mießner, W.: Sanftes Krafttraining. BLV
Ockert, G.: Perfekte Fitness-Gymnastik. Copress Verlag
Pinckney, Callan: Callanetics. Goldmann Verlag
Regelin, P.: Stretching. Die besten Übungsprogramme für elastische Muskeln und einen schönen Body. Gräfe und Unzer Verlag
Roberts, M.: Bodystyling. Dorling Kindersley Verlag
Robinson, L./Thomson, G.: Pilates Workout. Mosaik-Verlag
Rüdiger, M.: Bauch, Beine, Po. Gräfe und Unzer Verlag
Rüdiger, M.: Power Walking. Gräfe und Unzer Verlag
Rüdiger, M./Häberlein, S.: Fit! Bauch, Beine, Po. Gräfe und Unzer Verlag
Schönegge, H.: Perfekt in Form. Südwest Verlag
Schulz, H.: Bodybuilding. CoPress Verlag
Tschirner, T.: 8 Minuten sind genug. Gräfe und Unzer Verlag
Tschirner, T.: Bauch, Arme, Brust. Gräfe und Unzer Verlag
Winkler, N.: Bauch, Beine, Po intensiv. Gräfe und Unzer Verlag

Ausdauertraining und Bodystyling

Bös, Prof. Dr. K.: Walking und sanftes Lauftraining. Gräfe und Unzer Verlag
Buchhorn, Dr. med. T./Winkler, N.: Das große GU-Laufbuch. Gräfe und Unzer Verlag
Hederer, M.: Laufen zum Abnehmen. Gräfe und Unzer Verlag
Schmidt, Dr. M.: Nordic Walking. Das ideale Training für den ganzen Körper. Gräfe und Unzer Verlag

Stretching

Albrecht, K./Meyer, S./Zahner, L.: Stretching. Das Expertenhandbuch. Grundlagen für Trainer und Sportler. Haug Verlag
Schnack, G.: Intensivstretching und Ausgleichsgymnastik. Aktivtherapie bei Fehlbelastungen. Deutscher Ärzte-Verlag

Bodyforming

Regelin, P.: Fit. Bodyforming. Die besten Workouts für eine gute, straffe Figur. Gräfe und Unzer Verlag
Wade, J.: Fatburner. Das Fitnessprogramm. Gräfe und Unzer Verlag
Wade, J./Starringer, G.: Basic Fitness. Alles, was Sie brauchen, um schnell und mit Spaß topfit zu sein. Gräfe und Unzer Verlag

Zum Gesundheitssport

Beh, D.: Atemgymnastik. Übungsprogramme für Stressabbau und Körperwahrnehmung. BLV
Koschel, D./Ferié, C.: Vorbeugende Wirbelsäulengymnastik. Meyer und Meyer Verlag
Schmauderer, A.: Wirbelsäulengymnastik. Gräfe und Unzer Verlag
Trökes, A.: Yoga für Rücken, Schultern und Nacken. Gräfe und Unzer Verlag
Werner, G. T./Nelles, M.: Rückenschule. Gräfe und Unzer Verlag

Mehr zum Thema Schönheit

Frohn, B.: Anti-Aging. Gräfe und Unzer Verlag
Hofmann, Dr. I.: Schlank ab 40 – Das Erfolgsprogramm. Gräfe und Unzer Verlag

Schlemmen und abnehmen mit Genuss

Das große GU Trennkostbuch. Für immer schlank. Gräfe und Unzer Verlag
Das große GU Low-Fat-Buch. Gräfe und Unzer Verlag
Grillparzer, M.: Die GLYX-Diät. Abnehmen mit Glücks-Gefühl. Gräfe und Unzer Verlag
Grillparzer, M.: Die magische Kohlsuppe. Gräfe und Unzer Verlag
Grillparzer, M.: Fatburner. So einfach schmilzt das Fett weg. Gräfe und Unzer Verlag
Grillparzer, M.: Low Carb. Die Gute-Laune-Diät. Gräfe und Unzer Verlag
Kempe, C.: Mega-fit mit der Fastenwoche. Gräfe und Unzer Verlag
Klever, U.: Klevers Kompass Kalorien & Fette. Gräfe und Unzer Verlag
Kopp, Dr. W./Begusch, B.: Essen Sie sich schlank. Schlank-und-gesund-Verlag
Sesterhenn, B.: Entschlacken 1mal pro Woche. Gräfe und Unzer Verlag

Hilfreiche Adressen

Deutscher Turner-Bund
Otto-Fleck-Schneise 8
60528 Frankfurt
www.dtb-online.de

Pilates-Organisationen

POLESTAR Deutschland GmbH, Krefelderstraße 18, D-50670 Köln
Body Control Pilates Association, 6 Langley Street, Covent Garden, London WC2H 9JA
Body Control Pilates Europe, Wiesenweg 14, A-6067 Absam
Center Circle, Pilates Studio Christin Kuhnert, Sonnenstraße 27, D-80331 München

Unterricht nach Pilates

Studio für Körperbewusstsein Kornelia Ritterpusch, Grindelhof 89, Haus 9, Garten, D-20146 Hamburg
Studio für Körpertraining Vesna Matthies, Mittelweg 31b, D-20148 Hamburg
Studio für Körpertraining Rolf Amend, Oelkersallee 33, D-22759 Hamburg
Praxis Sven Wegener, Friedrichsstraße 20a, D-32584 Löhne
Praxis Ingrid Neff, Rheinallee 6, D-33689 Bielefeld
Fitness Studio Salomo, Martinstraße 38–40, D-40223 Düsseldorf
Praxis A. Bohlander, Bahnhofstraße 30, D-41539 Dormagen
einklang – Studio für ganzheitliche Körperarbeit, Schweizer Straße 54, D-46562 Voerde
SPRINGS Pilates Studio Köln, Krefelder Straße 18, D-50670 Köln
Praxis Ilona Tarrago, Ostallee 63, D-56112 Lahnstein
Body Control Studio Sabine Klein, Zum-Jungen-Straße 15, D-60320 Frankfurt
Schöffner Physiotherapie, Leerbachstraße 122, D-60322 Frankfurt
Gymnastik-Studio, Verena Geweniger, Alte Darmstädter Straße 12a, D-64367 Mühltal
Physiotherapie Center Eichstätt Pilates Studio & Osteophathie Andreas J. Risch, Sollnau 32, D-85072 Eichstätt
Pilates Akademie Ausbildung und Training, Jordangasse 7/3a, A-1010 Wien

Internet-Adressen

Hier finden Sie Interessantes zu Themen wie Ernährung, Entspannung und natürlich Fitness:

www.fitforfun.de
www.pluspunkt-gesundheit.de
www.richtig-fit.de
www.vital.jalag.de

Sachregister

(Übungen sind *kursiv* gesetzt.)

R

S

T

U

V

W

Z

Über die Autoren

Thorsten Tschirner hat Sport und Journalistik studiert und war zehn Jahre lang als Instructor im Fitnessbereich tätig, zuletzt als Cheftrainer eines großen Hamburger Clubs. Seit 1999 arbeitet er zudem erfolgreich als Personal Trainer. Heute bringt er seine gesammelten Kenntnisse und Erfahrungen als Redakteur, Buchautor und Manager im Freizeit- und Fitnessbereich ein. Thorsten Tschirner hat die Beiträge zu Bauch, Armen und Brust in diesem Sammelband beigesteuert.

Margit Rüdiger, geboren 1955 in München, hat sich seit vielen Jahren als Journalistin und Buchautorin auf Beauty- und Fitnessthemen spezialisiert. Sie schreibt u. a. für *Madame, Elle* und *Marie Claire* und hat bereits mehrere Schönheitsratgeber veröffentlicht. Seit ihrem 20. Lebensjahr macht sie selbst regelmäßig Bodytraining. Von Margit Rüdiger stammen die Beiträge zu Taille, Beinen und Po.

Christin Kuhnert ist ausgebildete Tänzerin und Pilates-Lehrerin. Ihre Ausbildung erhielt sie u. a. in New York und an der Iwanson-Schule für zeitgenössischen Tanz, München. Neben Auftritten bei Tanzprojekten in New York und Paris beschäftigte sie sich mit Tanzanatomie und verschiedenen Formen der Körperarbeit. Christin Kuhnert erklärt alle Pilates-Übungen in diesem Buch. Sie ist u. a. Mitglied der TanzMedizin Deutschland e.V. Ferner ist sie als Dozentin in Europa und den USA tätig.

Petra Regelin ist Diplom-Sportlehrerin und studierte Journalistin. Sie arbeitet als Referentin beim Deutschen Turner-Bund und schreibt als freie Journalistin für Zeitschriften wie *Brigitte* und *Vital*. Für *Brigitte* hat sie u. a. die Fitnessprogramme Tai-Chi-Aerobic, Wellness-Jogging und Balance-Aerobic entwickelt. Petra Regelin unterrichtet seit 20 Jahren im Freizeit- und Gesundheitssport. Ihr verdanken wir die Stretching-Übungen in diesem Band.

Dank

Der herzlichste Dank geht an Helge Fisher, an Sonja Tiling und Felicitas Holdau. Des Weiteren an Lynn Simonson, Diane McCarthy und Laurie DeVito sowie Dáša Wagner.

Wir danken außerdem folgenden Firmen für kostenlose Leihgaben zum Styling einiger Fotos:
USA Pro, München
Sport Scheck, München
Karstadt Sport, München

Wichtiger Hinweis

Alle Ratschläge, Übungen und Rezepte in diesem Buch wurden sorgfältig recherchiert und in der Praxis erprobt. Dennoch sind Sie selbst aufgefordert, in eigener Verantwortung zu entscheiden, ob und inwieweit Sie diese Vorschläge umsetzen können und möchten. Autoren und Verlag übernehmen keine Haftung für die Resultate.

Bildnachweis

Umschlag:
Werbefotografie Weiss GmbH, Gersthofen

Innenteil:
Tom Roch (Bauch, Beine, Po; Bauch, Arme, Brust; Pilates);
Martin Wagenhan (Stretching);
Bavaria: Seite 9;
IFA-Bilderteam: Seite 10 (J. Heron);
Jump: Seite 5, 6, 34, 58;
Mauritius: Seite 74;
Stock Market: Seite 13 (A. Skelley), 56 (Michael A.), 77 (M. Keller)

Impressum

Genehmigte Lizenzausgabe der Verlagsgruppe Weltbild GmbH, Steinerne Furt, D-86167 Augsburg

Projektleitung des Sammelbandes: Götz Fuchs
Redaktion des Sammelbandes: Michaela Mohr/Michael Kraft, mimo-booxx|textwerk., Augsburg
Bearbeitung des Sammelbandes: Petra Hammerschmidt, alex media, Gierstorfer, Ferstl & Reichert GbR, Augsburg

Styling: Julia Schlotke, Susa Lichtenstein, Constanze Wild
Zeichnungen: Heidemarie Vignati
Umschlaggestaltung: Atelier Seidel, Neuötting
Gesamtherstellung: TYPOS-Digital Print, spol. s r. o., Podnikatelská 1160/4, CZ-32059 Plzen

Printed in Czech Republic

ISBN 3-8289-2094-2

2007 2006
Die letzte Jahreszahl gibt die aktuelle Lizenzausgabe an.

Besuchen Sie uns im Internet: *www.weltbild.de*